Fleckenstein ■ Fleckenstein-Heer ■ Leiberg ■ Lüddeckens ■ Breit

Mit Stolz aus der Abhängigkeit

Fleckenstein ■ Fleckenstein-Heer ■ Leiberg ■ Lüddeckens ■ Breit

Mit Stolz aus der Abhängigkeit

Leistungssensible Suchttherapie

nach Fleckenstein und Fleckenstein-Heer

Mit einem Geleitwort von Karl Mann

Schattauer

Martin Fleckenstein
MFleckenstein@kih.ch

Marlis Fleckenstein-Heer
MFleckenstein-Heer@kih.ch

Dr. rer. nat. Susanne Leiberg
SLeiberg@kih.ch

Dr. med. Thomas Lüddeckens
TLueddeckens@kih.ch

Dr. med. Wilhelm Breit
WBreit@kih.ch

Die digitalen Zusatzmaterialien haben wir zum Download auf www.klett-cotta.de bereitgestellt. Geben Sie im Suchfeld auf unserer Homepage den folgenden Such-Code ein: **OM40044**

Bibliografische Information der Deutschen Nationalbibliothek
Die Deutsche Nationalbibliothek verzeichnet diese Publikation in der Deutschen Nationalbibliografie; detaillierte bibliografische Daten sind im Internet über http://dnb.d-nb.de abrufbar.

Besonderer Hinweis
Die Medizin unterliegt einem fortwährenden Entwicklungsprozess, sodass alle Angaben, insbesondere zu diagnostischen und therapeutischen Verfahren, immer nur dem Wissensstand zum Zeitpunkt der Drucklegung des Buches entsprechen können. Hinsichtlich der angegebenen Empfehlungen zur Therapie und der Auswahl sowie Dosierung von Medikamenten wurde die größtmögliche Sorgfalt beachtet. Gleichwohl werden die Benutzer aufgefordert, die Beipackzettel und Fachinformationen der Hersteller zur Kontrolle heranzuziehen und im Zweifelsfall einen Spezialisten zu konsultieren. Fragliche Unstimmigkeiten sollten bitte im allgemeinen Interesse dem Verlag mitgeteilt werden. Der Benutzer selbst bleibt verantwortlich für jede diagnostische oder therapeutische Applikation, Medikation und Dosierung.

Schattauer
www.schattauer.de

Printed in Germany
Cover: Jutta Herden, Stuttgart
unter Verwendung eines Fotos von © Adobe Stock/APD
Gesetzt von Kösel Media GmbH, Krugzell
Gedruckt und gebunden von AZ Druck und Datentechnik GmbH, Kempten
Lektorat: Markus Pohlmann
ISBN 978-3-608-40044-1

Auch als E-Book erhältlich

Inhalt

Geleitwort

> Bezeichnend für diese Unglücklichen ist es,
> dass sie nicht nur eine minderwertige Gesundheit,
> sondern auch eine minderwertige Krankheit haben.
> *Robert Musil,* Der Mann ohne Eigenschaften
> *(Band 1; 1930)*

Europa ist der Kontinent mit dem höchsten Alkoholkonsum der Welt. Besonders in Zentraleuropa fehlt der politische Wille, bewährte verhältnispräventive Maßnahmen zu implementieren und damit die Bevölkerung zu schützen. Entsprechend leiden viele Menschen in Deutschland und der Schweiz an einer Alkoholabhängigkeit mit allen Folgen für sie selbst und für ihre Angehörigen und Freunde. Trotz Erfolg versprechender Therapieangebote entschließt sich nur rund jeder siebte Alkoholabhängige zum Antritt einer spezialisierten Behandlung. Ein Grund hierfür liegt in der Stigmatisierung der Betroffenen. Sie gelten immer noch als schwache und willenlose Charaktere, obwohl die Forschung der letzten 50 Jahre eindeutig den Krankheitswert von Sucht belegt hat. Der oben zitierte Satz von Robert Musil zielte auf psychisch Erkrankte insgesamt, heute erscheinen Suchtkranke jedoch ganz besonders von Stigmatisierung betroffen zu sein – durch die Gesellschaft, das nahe Umfeld und, für den Suchtausstiegsprozess besonders hinderlich, auch durch sich selbst.

Das vorliegende Buch stellt mit der »Leistungssensiblen Suchttherapie« einen neuen Weg aus diesem Dilemma vor. Gegründet auf eine bedingungslose Wertschätzung des Gegenübers werden Selbstbeschämung und Selbstvorwürfe ersetzt durch Betonung der im Verlauf der Therapie erbrachten Leistungen und des systematisch verstärkten Stolzes hierauf. Mit der Fokussierung auf diese Leistungen im Dienste der Abstinenz bzw. Konsumreduktion verfolgt der Ansatz das Ziel, die Haltung der Betroffenen und ihrer Angehörigen gegenüber der Abhängigkeitserkrankung nachhaltig positiv zu beeinflussen. Damit greifen die Initiatoren dieses haltungsbasierten Ansatzes unter anderem auf den deutschen evangelischen Pastor und Theologen Friedrich von Bodelschwingh der Ältere (1831–1910) zurück, der schon vor über hundert Jahren von »geretteten Trinkern« als »Helden« sprach, die ob ihrer Leistung höchste Anerkennung und Achtung verdienen.

Die Autoren des Buches haben es nicht bei der Entwicklung eines modifizierten Therapieansatzes bewenden lassen. Sie haben zudem in einer aufwendigen Studie auch einen empirischen Beleg für die Wirksamkeit ihres Konzepts vorgelegt. Dem Buch und der leistungssensiblen Haltung ist eine weite Verbreitung unter Fachpersonen, Betroffenen und Angehörigen zu wünschen. So könnte es Betroffenen ihre Würde im Umgang mit der Erkrankung zurückgeben und ihnen Mut zum Antritt und Fortführen einer Therapie machen!

Univ.-Prof. a. D. Dr. Karl Mann
Seniorprofessor am Zentralinstitut für Seelische Gesundheit, Mannheim
Medizinische Fakultät Mannheim der Universität Heidelberg

Einleitung

Wenn sich Menschen mit einer Abhängigkeitserkrankung entscheiden, Angebote aus dem Suchthilfesystem in Anspruch zu nehmen, haben sie einen langen Weg hinter sich. Sich Hilfe zu holen, sei es nun beim Hausarzt, in Beratungsstellen, in auf Abhängigkeitserkrankungen spezialisierten Ambulatorien, Tageskliniken oder stationären Einrichtungen bedeutet anzuerkennen, dass man bei dem Versuch gescheitert ist, selbst die Kontrolle über den Konsum zurückzugewinnen. Das ist für die Betroffenen zutiefst beschämend.

Eine Suchttherapie von unklarer Dauer anzutreten ist ungefähr so attraktiv wie ein Zahnarztbesuch. Wobei – genau genommen stimmt das gar nicht! Denn ein Zahnarztbesuch ist vergleichsweise kurz. Und er ist gesellschaftlich anerkannt: Menschen können offen über ihre Schmerzen und den Besuch beim Zahnarzt berichten. Sie erhalten mitfühlende Aufmunterung, werden geschont und in ihrem Problem verstanden. Sie werden weder stigmatisiert noch ausgegrenzt und müssen das auch nicht befürchten.

Ganz anders verhält es sich bei Patient_innen in einer Behandlung für Abhängigkeitserkrankungen. Diese dauert lang und beinhaltet zuweilen stationäre Aufenthalte. Es ist also nur schwer möglich, die Behandlung anzutreten, ohne dass die nahestehenden Personen, aber auch die Arbeitgeber_in davon erfahren. Die Betroffenen fürchten die soziale Ausgrenzung, die negative Bewertung durch andere. Sie sind zutiefst beschämt, ob ihrer Unfähigkeit, ihre Situation ohne professionelle Hilfe in den Griff zu bekommen. Vor diesem Schritt haben sie alles versucht, um die Probleme selbstständig unter Kontrolle zu bekommen. Sie sind unzählige Male morgens aufgewacht mit der Motivation, »Heute konsumiere ich weniger oder gar nicht«, und abends mit der Erfahrung zu Bett gegangen, wieder genauso viel oder mehr konsumiert zu haben. Ihr Selbstvertrauen und ihre Selbstwirksamkeitserwartung sind durch die Schwere der Abhängigkeitserkrankung auf einem Tiefpunkt. Nicht selten geht dem Entscheid für eine Behandlung eine innere Bankrotterklärung voraus. Das Eingeständnis, es allein nicht zu schaffen. Wie unangenehm muss diese Einsicht sein? Und wie oft ist sie so schmerzhaft und beschämend, dass sie nur teilweise oder zeitlich befristet wahrgenommen werden kann?

Menschen, die eine Suchtbehandlung antreten, haben häufig ein geringes Selbstvertrauen, sind zutiefst beschämt durch den eigenen Kontrollverlust. Bildhaft gesprochen, stehen sie mit heruntergelassener Hose vor ihrem Umfeld und den Behandlern. Die Bewältigung dieser Herausforderung ohne Rückfall in alte Muster ist allein schon eine überragende Leistung. Und wie wichtig und entlastend ist es wohl für diese Menschen, wenn sie auf Fachpersonal treffen, das kompetent, sensibel und würdigend mit genau diesem Umstand umgeht? Wie groß muss das Bedürfnis dieser Betroffenen und ihrer Angehörigen nach einem Zugang zu positiven Gefühlen im Umgang mit dieser schweren Erkrankung sein?

Diesen Bedürfnissen widmet sich die Leistungssensible Therapie, kurz LST.

Die Idee für die Leistungssensible Therapie entstand aus der Beobachtung, dass viele von einer Abhängigkeitserkrankung Betroffene eine erfolgreiche Therapie absolvieren, sich intensiv mit sich und ihrer Biografie auseinandersetzen, monatelang schwierigste Gefühle und Situationen ohne Substanzkonsum oder Problemverhalten aushalten und meistern – und dennoch auf diese Erfolge nicht stolz sein können. Diese Menschen gehen davon aus, Abstinenz sei eine Selbstverständlichkeit, und sie schämen sich sogar dafür, eine Behandlung in Anspruch genommen zu haben. Oft kommt es nach dem Ende einer stationären Behandlung zu Rückfällen und in der Folge zu einer erneuten Hospitalisation. Dies stellt für die Betroffenen umso mehr einen Grund dar, sich zu schämen und sich mit ihrer Erkrankung zu verstecken. Ein Teufelskreis. Ihnen nahestehende Personen und nicht selten auch Fachleute sehen oft in erster Linie das »Scheitern« der Betroffenen.

Dies alles steht in einem eindrücklichen Kontrast dazu, dass die Betroffenen für die Erlangung und Aufrechterhaltung der Abstinenz enorme Leistungen erbringen müssen. Beispiele dafür sind das Aushalten von Konsumverlangen, das Aushalten schwieriger Gefühle und Situationen, das Erlernen neuer Verhaltensweisen, das Aufarbeiten der eigenen Vergangenheit, das Meiden gewisser sozialer Kontakte und oft auch das Beenden langjähriger Freundschaften und kollegialer Beziehungen. Abhängigkeitserkrankungen sind schwere, chronische, psychische Erkrankungen. Der konstruktive Umgang mit ihnen erfordert große Anstrengungen und Leistungen.

Das vorliegende Manual beruht auf einer tiefen Überzeugung: Das Sehen und Würdigen der zu vollbringenden und bereits vollbrachten Leistungen im Suchtausstiegsprozess und in der Aufrechterhaltung der Abstinenz trägt maßgeblich zum Gelingen der Abstinenzleistungen bei. Eine von Stolz und Ehrlichkeit geprägte Haltung wird als Alternative für eine von Scham, Bagatellisierung und/oder Verleugnung geprägte Haltung angeboten.

Innovativ an diesem Therapieprogramm ist das Ziel, begleitend zu der Verhaltensänderung, wie andere Therapieprogramme sie eher ausschließlich anstreben, bei Betroffenen und deren nahestehenden Personen eine Haltungs- bzw. Einstellungsänderung gegenüber der Abhängigkeitserkrankung zu bewirken. Mit der Leistungssensiblen Therapie wird eine Haltung implementiert, die von Ehrlichkeit und Stolz geprägt ist.

1 Der Leistungssensible Gedanke

Wie schon einleitend kurz beschrieben, müssen Menschen mit einer Abhängigkeitserkrankung größte Leistungen erbringen, um Abstinenz oder Konsum-/Verhaltenskontrolle zu erreichen bzw. aufrechtzuerhalten. Sie erleben oder befürchten Kontrollverlust und kämpfen gegen diesen an. Indem sie den Kampf häufig verlieren, sind sie zutiefst beschämt und versuchen zuweilen mit allen Mitteln, ihre Situation vor ihrem Umfeld zu verbergen. Da die nahestehenden Personen oftmals mit dem Konsum von Suchtmitteln bzw. der Kontrolle des Konsums keine Schwierigkeiten haben, ernten Betroffene zumeist wenig Verständnis für ihre Probleme im Umgang mit der Erkrankung. Lob oder Anerkennung für ihre Kontrollbemühungen sind selten oder stehen nicht in einem adäquaten Verhältnis zu den Anstrengungen, die die Betroffenen erleben.

Dies ist teilweise gut nachvollziehbar, da Angehörige und nahestehende Personen viele Phasen in der Entstehung der Abhängigkeitserkrankung und im weiteren Verlauf miterleben mussten, in denen die Betroffenen tatsächlich keinerlei sichtbare Abstinenzbemühungen zeigten oder diese vortäuschten. Nahestehende Personen leiden unter diesen von der Abhängigkeit dominierten Phasen und erleben belastende Gefühle wie Ohnmacht, Angst, Hilflosigkeit, Scham und Schuld oder auch Wut. Das bedeutet: Auch nahestehende Personen sind Leistungserbringer im Umgang mit dieser chronischen Erkrankung. Ihre Leistungen werden noch seltener in adäquater Form gewürdigt. Die Betroffenen sind stark mit der Bewältigung ihrer Erkrankung beschäftigt und manchmal konflikthaft verstrickt mit ihrem Umfeld, sodass gegenseitige Würdigung im Alltag kaum stattfindet. Andere externe Personen werden nur zögerlich miteinbezogen, da sich das gesamte von der Abhängigkeitserkrankung betroffene System vor der negativen Bewertung von außen schützen will.

Begeben sich Menschen mit einer Abhängigkeitserkrankung in den Suchtausstiegsprozess, beobachten wir also eine Konstellation, in der Betroffene wie auch ihre nahestehenden Personen Höchstleistungen erbringen und schon erbracht haben, diese aber kaum gesehen, geschweige denn gewürdigt oder belohnt werden. Weder findet diese Würdigung gegenseitig statt, noch in ausreichendem Maße durch das Suchthilfesystem.

Betrachten wir andere Bereiche des gesellschaftlichen Zusammenlebens, in denen Höchstleistungen erbracht werden, z. B. im Beruf, im Sport oder in der Kunst, so fehlt es hier nicht an der entsprechenden Anerkennung. Sie zeigt sich in Lob oder Lohnerhöhungen, Trophäen im Sport oder Applaus nach einem geglückten Konzert. Wie würden wohl Mitarbeiter_innen, Sportler_innen oder auch Künstler_innen reagieren, wenn sie nach monatelanger Anstrengung nicht gesehen, nicht gewürdigt oder in irgendeiner Form anerkannt werden? Wie hoch ist die Wahrscheinlichkeit, dass sie ihre Leistungen wiederholen, die Anstrengungen erneut auf sich nehmen? Lob, Anerkennung und Würdigung motivieren immer wieder neu zu erstaunlichen Leistungen und Anstrengungen. Ausbleibendes Lob, fehlende Anerkennung und Würdigung führen zum Gegenteil. Es ist demotivierend und beschämend, sich immer wieder Tag für Tag anzustrengen und darin nicht gesehen zu werden.

Betrachten wir diese Zusammenhänge, hilft uns dies zu verstehen, wie schwierig die Aufgabe für Betroffene und ihre nahestehenden Personen ist und welche wichtige Rolle die Sensibilisierung für die jeweiligen Leistungen als Basis für gegenseitige Anerkennung und Würdigung spielt.

Mit Leistung bezeichnen wir eine erbrachte Anstrengung. In der Leistungssensiblen Therapie geht es darum, Leistungen im Dienste der Abstinenz zu würdigen. Dies soll kein Selbstzweck sein, sondern das tiefe Verständnis ausdrücken, das wir für die hinter der Abstinenz liegenden Anstrengungen entwickelt haben. Menschen ohne Abhängigkeitserkrankung, und dazu gehören viele Angehörige wie auch die meisten Fachpersonen, können sich nicht vorstellen, wie anstrengend der abstinente Zustand ist, und nehmen dessen Erreichung und Aufrechterhaltung nicht als Leistung wahr. Daher sind ihre Bemühungen um Anerkennung der Abstinenzleistungen der Betroffenen häufig oberflächlich oder fehlen ganz. Es fällt schwer, wirklich nachzuvollziehen, welche Anstrengungen sich tatsächlich hinter diesem Zustand der Abstinenz verbergen. Es fehlt das nötige »Empathiewissen«. Nur wer diese Anstrengungen auch in der Tiefe begreifen lernt, kann in adäquater Form emotional darauf reagieren, in echter Anerkennung staunen und Demut entwickeln vor der Aufgabe des Betroffenen.

Wir möchten nun mittels zweier Analogien das Verständnis für diejenigen Anstrengungen schärfen, die für die Erreichung und Aufrechterhaltung der Abstinenz bzw. der Konsumkontrolle nötig sind:

- Gummibandanalogie
- Flugzeuganalogie

1.1 Gummibandanalogie

Stellen Sie sich vor, unser Gehirn wäre kein komplexes System voller unzähliger Nervenzellen, sondern ein einfacher Muskel. Stellen Sie sich nun vor, Sie hätten ein Gummiband in den Händen. Ein Gummiband, wie es in der Gymnastik zum Einsatz kommt. Stellen Sie sich weiter vor, dieses Gummiband entspräche diesem Muskel.

Unternimmt ein Mensch mit einer Abhängigkeitserkrankung keine Anstrengungen, um seine Erkrankung zu kontrollieren, so bedeutet dies, dass der Muskel nicht aktiv ist. Analog läge das Gummiband schlaff in Ihren Händen. Das entspricht dem Konsumzustand bei Betroffenen (► Abbildung 1).

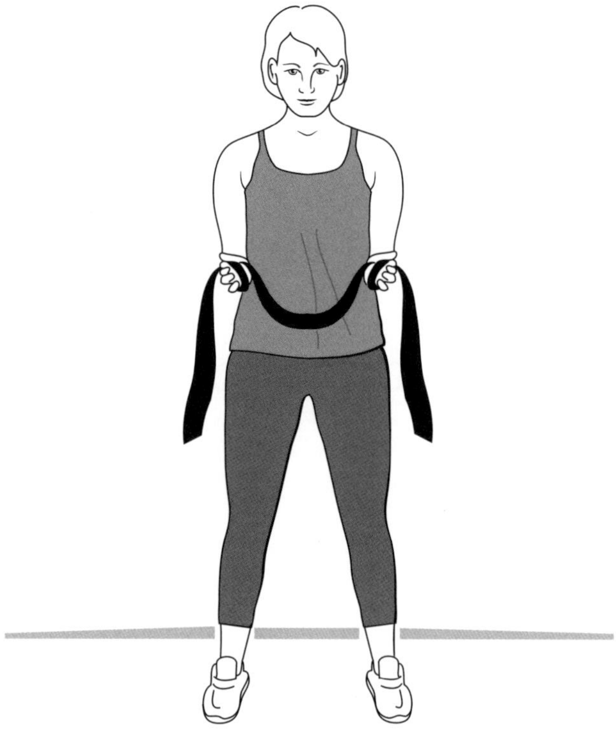

Abbildung 1: Konsumzustand bei Menschen mit einer Abhängigkeitserkrankung in der Gummibandanalogie

Wie sieht es aber aus, wenn die Betroffenen nun Anstrengungen unternehmen, um ihre Erkrankung zu kontrollieren, ihren Konsum zu reduzieren oder den Zustand der Abstinenz herzustellen? Dazu ist das Gehirn gefordert. Der Muskel muss aktiv werden. In der Analogie wäre das Gummiband zwischen Ihren Händen vollständig gespannt (► Abbildung 2).

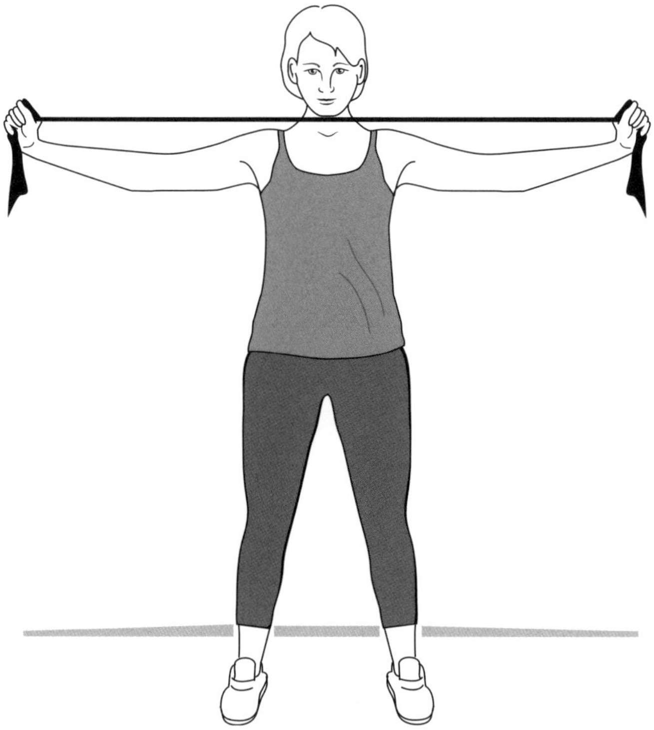

Abbildung 2: Abstinenzzustand bei Menschen mit einer Abhängigkeitserkrankung in der Gummibandanalogie

Nun erwarten die Betroffenen von sich, dass sie abstinent bleiben oder den Konsum auch weiterhin unter Kontrolle haben. Und sicher wird sich das Umfeld oder die begleitende Fachperson dies ebenfalls wünschen. Das bedeutet, das Gehirn muss weiterhin aktiv bleiben, Sie halten das Gummiband also weiterhin gespannt – morgen, übermorgen, nächste Woche und den ganzen nächsten Monat. Und um Rückfälle ins alte Muster zu verhindern, wäre es gut, Sie halten das Gummiband auch das gesamte nächste Jahr straff.

Sie können sich schon nach wenigen Minuten davon überzeugen, welche große Herausforderung da auf Sie zukommt. Eventuell spüren Sie schon ein leichtes Zittern zwischen ihren Schulterblättern, vielleicht haben Sie erste Zweifel, ob Sie diesen Zustand so lange aufrechterhalten können (► Abbildung 3).

Sollte es nun dazu kommen, dass Ihnen die Kraft ausgeht und das Gummiband erschlafft, würden Sie sich sicher freuen, wenn Ihnen jemand gut zureden würde, stolz auf Ihre bisherigen Leistungen wäre und Ihnen dabei helfen würde, das Gummiband zu spannen, bis Sie selbst wieder genügend Kraft dafür haben. Aber wie wäre es wohl für Sie, wenn dann nur Kritik im Sinne von »Ich wusste doch, dass du es nicht schaffst!« auf Sie einprasselt? Würde Ihnen das die nötige Kraft und Motivation geben, um das Gummiband wieder selbstständig zu spannen?

Diese Gummibandanalogie veranschaulicht deutlich, was Menschen im Suchtausstiegsprozess auf sich nehmen. Welche Herausforderung sie mutig zu stemmen versuchen. Und wie entscheidend es sein kann, entsprechende Unterstützung von nahestehenden Personen zu erfahren.

Wie stellt sich die Gummibandanalogie für »Nicht-Betroffene« dar? Wie fühlt es sich für sie an? Wenn »Nicht-Betroffene« auf ein Suchtmittel verzichten sollen, so müssen sie nicht aktiv werden. Der Muskel bleibt entspannt. Wenn also »Nicht-Betroffene« vom Zustand der Abstinenz reden, so reden sie entsprechend von dem Zustand, den in der

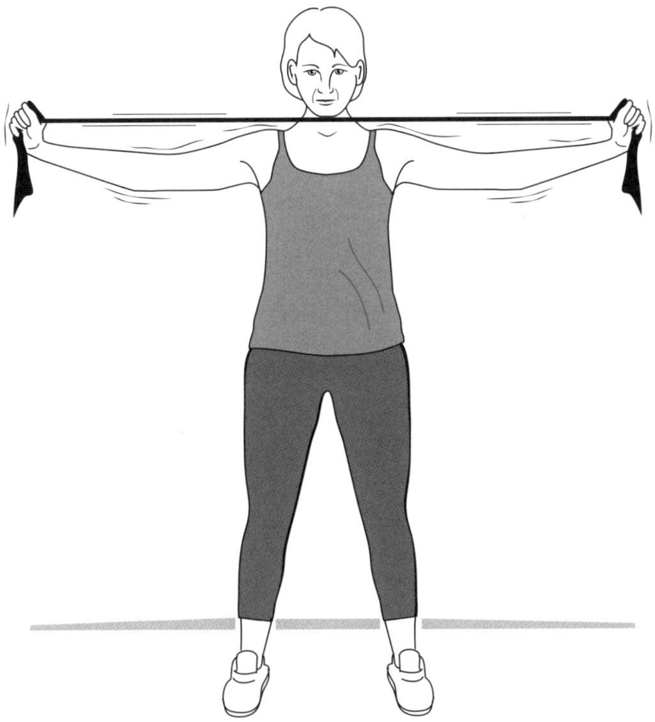

Abbildung 3: Dauerhafter Abstinenzzustand bei Menschen mit einer Abhängigkeitserkrankung in der Gummibandanalogie

Analogie das schlaffe Gummiband in Ihren Händen symbolisiert (▸ Abbildung 4).

Aus diesem Erleben heraus fällt es »Nicht-Betroffenen« häufig schwer, Betroffene für ihre Abstinenzleistungen adäquat zu würdigen und zu unterstützen. Sie selbst empfinden den Verzicht auf ein Suchtmittel als sehr leicht, warum also sollten sie die betroffene Person für solch eine Selbstverständlichkeit würdigen? Im Sinne von: »Der müsste sich ja nur ein bisschen anstrengen, dann würde das ja auch klappen.« Statt Unterstützung und Anerkennung resultieren aus dieser Betrachtungsweise nur Vorwürfe und Anklagen. Es steckt keine Boshaftigkeit hinter dieser Haltung, sondern eine ganz menschliche Vorgehensweise. Wir beurteilen die Dinge ausgehend von unserem eigenen Erleben. Es fällt uns manchmal sehr schwer, nachzuvollziehen, dass sich das »Gleiche« für andere eben nicht »gleich« anfühlt.

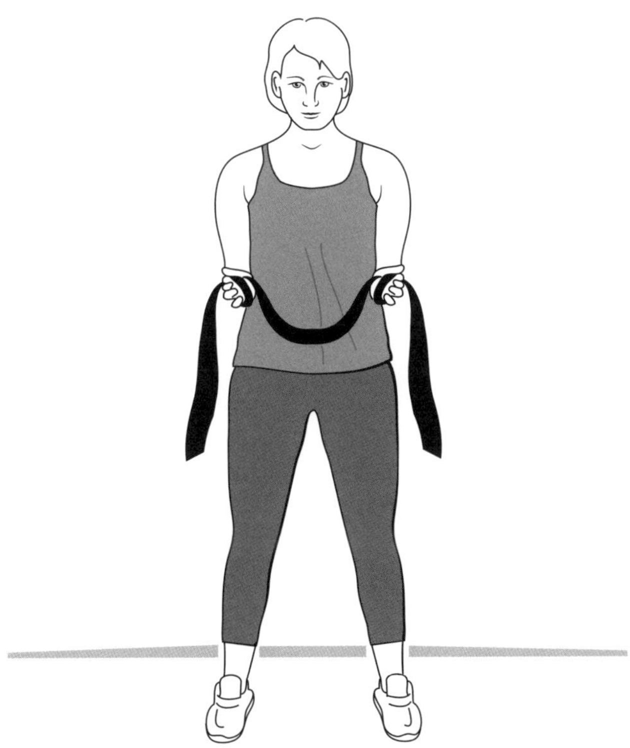

Abbildung 4: Abstinenzzustand bei Menschen ohne eine Abhängigkeitserkrankung in der Gummibandanalogie

Merke:

- Wenn Betroffene und ihnen nahestehende Personen (auch helfende Fachpersonen) miteinander über Abstinenz reden, dann reden sie über den gleichen Begriff, aber nicht über den gleichen Zustand! Redet ein Mensch mit einer Abhängigkeitserkrankung über Abstinenz, dann meint er den Zustand des gespannten Gummibandes. Er erlebt Abstinenz als dauerhafte Anstrengung und Herausforderung.
- Reden hingegen »Nicht-Betroffene« über Abstinenz, dann gehen sie vom Zustand des schlaffen Gummibandes aus. Sie erleben einen entspannten Zustand und sehen Abstinenz als etwas Selbstverständliches beziehungsweise leicht Erreichbares an.

1.2 Flugzeuganalogie

Mittels der Gummibandanalogie ist nun schon etwas klarer geworden, welche enormen Anstrengungen sich hinter der Aufrechterhaltung der Abstinenz bzw. der Konsumreduktion verbergen. Zudem ist es nun auch leichter zu verstehen, warum auf diese Anstrengungen und Leistungen häufig nicht mit Anerkennung und Würdigung reagiert wird. Das nötige »Empathiewissen«, das vom eigenen Erleben ausgeht, fehlt beim »gesunden« Gegenüber häufig. Die Fähigkeit, die Anstrengungen hinter der Abstinenz tatsächlich nachzuvollziehen, ist nicht nur für nahestehende Personen die Grundlage, um würdigend darauf zu reagieren. Es kann häufig beobachtet werden, dass auch Betroffene selbst kein Verständnis dafür aufbringen und somit im Konflikt mit den eigenen, unrealistischen Erwartungshaltungen stehen. Auch die Betroffenen lassen also »Empathiewissen« sich selbst gegenüber vermissen. Das Selbstmitgefühl (▸ Kapitel 6.1), welches in diesem Kontext sehr wichtig wäre, fehlt oft vollständig oder steht einem dominanten »inneren Kritiker« gegenüber. Statt Lob und Anerkennung überwiegen Kritik und Vorwürfe, sei es durch die Betroffenen selbst oder durch ihr Umfeld – dies mit den oben beschriebenen katastrophalen Auswirkungen auf ihre Motivation und die Beziehungen zu ihrem Umfeld.

Mit der folgenden Flugzeuganalogie möchten wir die Anstrengungen, die im Dienste des Suchtausstiegs von den Betroffenen und ihren nahestehenden Personen abverlangt werden, mit einem weiteren Bild veranschaulichen: Stellen Sie sich ein Flugzeug vor, das am Boden steht. Da es am Boden steht, muss es keine Leistung erbringen. Es ist im Ruhemodus. Dies entspricht bei einem Menschen mit einer Abhängigkeitserkrankung dem »Konsumzustand« (▸ Abbildung 5). Werden keine Anstrengungen unternommen, um den Konsum zu reduzieren oder zu stoppen, dann ist die Aufrechterhaltung des abhängigen Lebensstils die Konsequenz.

Was muss nun mit diesem Flugzeug geschehen, damit es den Ruhemodus verlassen kann? Es muss mit Kerosin betankt, auf die Startbahn geleitet und dort so stark beschleunigt werden, dass es in der Lage ist, vom Boden abzuheben und entgegen der Erdanziehungskraft im Steilflug die Zielhöhe anzustreben. Diese Phase entspricht bei einer Person mit einer Abhängigkeitserkrankung häufig der Phase, in welcher sie sich für den Weg der Abstinenz bzw. der Konsumreduktion entscheidet. Die Betroffenen holen sich Hilfe, absolvieren mit großer Motivation einen Entzug. Sie streben Stabilität und eine bleibende Veränderung ihres Konsumverhaltens an (▸ Abbildung 6).

Irgendwann erreicht das Flugzeug die anvisierte Zielhöhe. Es fliegt auf gleich bleibender Höhe seinem Ziel entgegen. Dieser Zustand kann bei Betroffenen als »Abstinenz« bezeichnet werden (wahlweise auch als die »gewünschte Konsummengenreduktion«). Was muss nun mit dem Flugzeug geschehen, damit es nicht wieder landen und in den Ursprungszustand zurückkehren muss? Das Flugzeug muss nach wie vor Leistung erbringen, um nicht an Flughöhe zu verlieren. Es verbraucht Kerosin, um die Triebwerke am Laufen zu halten. Damit das Kerosin nicht ausgeht, muss das Flugzeug in der Luft betankt werden (▸ Abbildung 7). Ansonsten droht eine Bruchlandung. – In der Luft tanken, allein? Geht nicht!

Dies entspricht der Tatsache, dass von einer Abhängigkeitserkrankung betroffene Menschen täglich Leistungen erbringen müssen, damit sie nicht in alte Konsummuster zurückfallen. Um diese Leistungen erbringen zu können, benötigen sie Motivation. Sollte ihnen die Motivation aus-

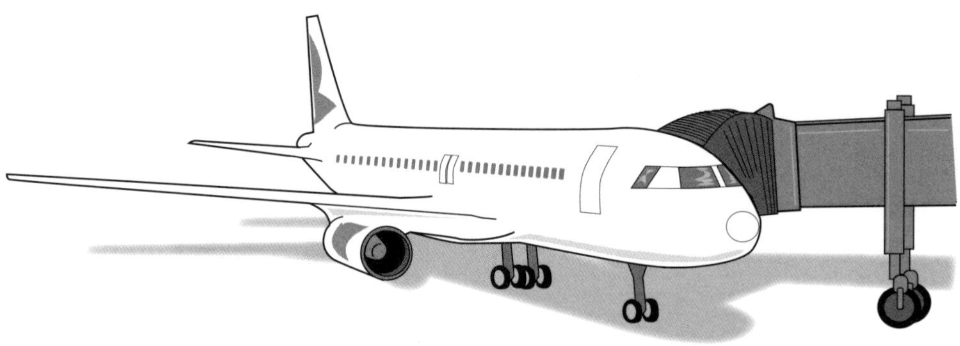

Abbildung 5: Konsumzustand bei Menschen mit einer Abhängigkeitserkrankung in der Flugzeuganalogie

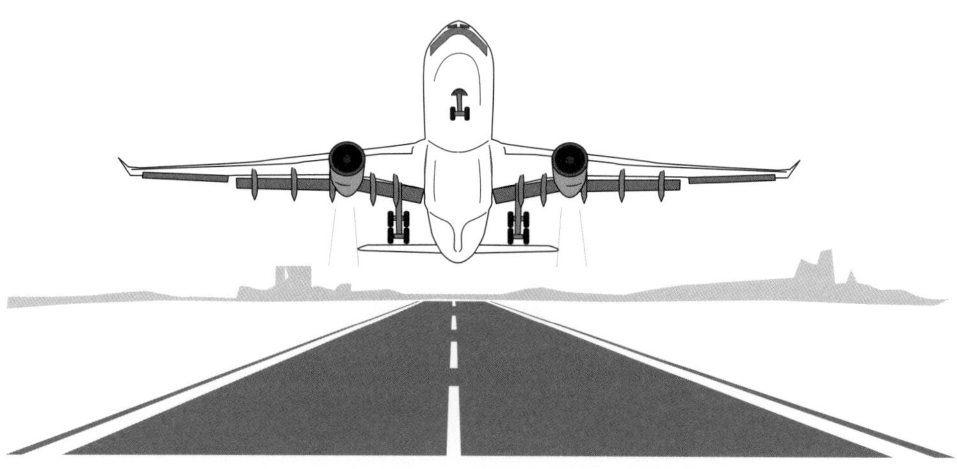

Abbildung 6: Phase des Abstinenzentscheids bei Menschen mit einer Abhängigkeitserkrankung in der Flugzeuganalogie

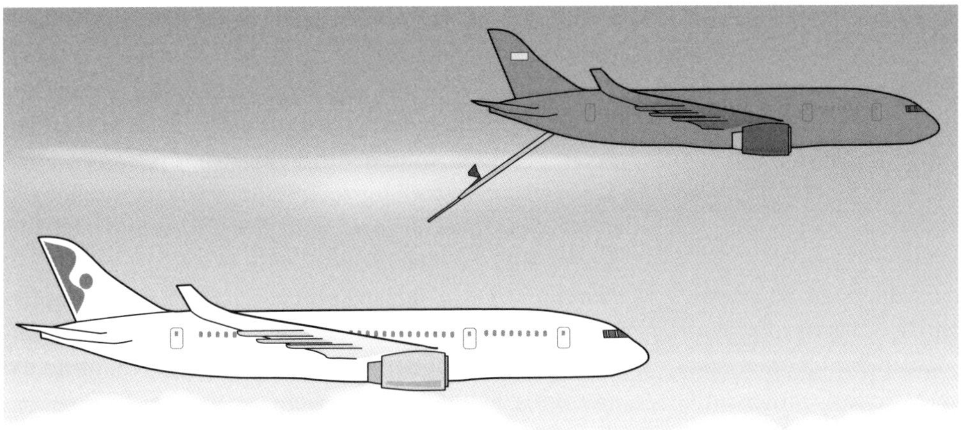

Abbildung 7: Vom sozialen Umfeld unterstützter Abstinenzzustand bei Menschen mit einer Abhängigkeitserkrankung in der Flugzeuganalogie

gehen, droht der Rückfall in alte Konsummuster. Die Motivation ist also im Bild gleichzusetzen mit dem Kerosin. Die Motivation ohne Unterstützung von außen für längere Zeit oder gar für immer aufrechtzuerhalten ist ähnlich unmöglich wie in der Luft allein zu tanken. Es braucht hier die richtige Unterstützung, um diese dauerhaften Leistungen im Dienste der Abstinenz (oder Konsummengenreduktion) bewerkstelligen zu können. Um nicht abzustürzen! Schließlich wird das Flugzeug unablässig von der Erdanziehungskraft zu Boden gezogen. Das neurobiologische Pendant zu dieser Gravitationskraft sind die neurobiologischen Veränderungen in den Gedächtnis- und Motivationszentren des durch den Abhängigkeitsprozess veränderten Gehirns (► Kapitel 2.5).

Die Flugzeuganalogie macht deutlich, dass Konsummengenreduktion oder Abstinenz für Menschen mit einer Abhängigkeitserkrankung niemals eine Selbstverständlichkeit sein werden. Sie müssen täglich Leistungen dafür erbringen und Anstrengungen über Wochen, Monate und Jahre auf sich nehmen, um die erreichte Stabilität nicht zu gefährden. Die Betankung in der Luft symbolisiert eindrücklich die Notwendigkeit der Unterstützung durch Personen im Umfeld der Betroffenen. Sie können durch diese Unterstützung Kraft tanken, um weiterhin Anstrengungen meistern zu können. Auch nahestehende Personen erbringen dauerhaft Leistungen, um zu verhindern, dass Betroffenen die Motivation ausgeht und um bei einem Einbruch der Motivation zu helfen, dass kein schlimmer Absturz erfolgt. Deshalb brauchen auch nahestehende Personen Unterstützung.

Merke:

Sowohl die Leistungen und Anstrengungen der direkt betroffenen Personen im Dienste der Abstinenz als auch die Unterstützungsleistungen der nahestehenden Personen verdienen Anerkennung und Würdigung. Abstinenz ist keine Selbstverständlichkeit, sondern eine täglich zu erbringende Leistung. Dafür benötigen alle Beteiligten eine stabile Motivation. Gegenseitige Anerkennung und Würdigung sind dafür notwendige Voraussetzungen. Wenn es gelingt, Betroffene, nahestehende Personen und helfende Fachpersonen dafür zu sensibilisieren, dann steigt die Wahrscheinlichkeit für einen gelingenden Suchtausstiegsprozess deutlich! Menschen, die direkt oder indirekt von einer Abhängigkeitserkrankung betroffen sind, leisten Erstaunliches! Viel zu selten erleben sie die für diese Leistungen adäquate Emotion »Stolz«. Genau dies ist das Ziel der Leistungssensiblen Therapie.

1.3 Transtheoretisches Modell der Verhaltensänderung

Im vorherigen Kapitel wurde mittels der »Flugzeugmetapher« versucht, die Leistungserbringung von Menschen mit einer Abhängigkeitserkrankung im Suchtausstiegsprozess zu veranschaulichen und somit verstehbar zu machen. Dieser intuitive Zugang zur Leistungssensibilität soll nun in Bezug gesetzt werden zum *Stufenmodell der Verhaltensänderung* (»stages of changes«), besser bekannt auch als *transtheoretisches Modell* (TTM; Prochaska & DiClemente, 1984; Prochaska et al., 1992):

Der Suchtausstiegsprozess lässt sich nach dem TTM als ein Veränderungsprozess verstehen, der das Durchlaufen aufeinander aufbauender Stufen beinhaltet. Fünf Stufen sind für die Bewältigung einer Abhängigkeitserkrankung zentral:

- Absichtslosigkeit (»precontemplation«)
- Absichtsbildung (»contemplation«)
- Vorbereitung (»preparation«)
- Handlung (»action«)
- Aufrechterhaltung (»maintenance«)

Die Namen dieser Stufen lassen auf den ersten Blick vermuten, dass nur in der Handlungsphase (»action«) Leistungen zu erbringen sind. Dies ist natürlich nicht der Fall. Im Folgenden sollen daher zunächst die fünf Stufen mit der »Flugzeuganalogie« in Zusammenhang gesetzt und anschließend die jeweils zu erbringenden Leistungen benannt werden:

- *Absichtslosigkeit:* Das Flugzeug steht am Boden; sein Einsatz ist nicht geplant.
- *Absichtsbildung:* Das Flugzeug steht noch immer am Boden; ein Flugeinsatz wird erwogen, und es wird geprüft, ob dieser sinnvoll und umsetzbar wäre.
- *Vorbereitung:* Das Flugzeug wird gewartet, gesäubert, betankt etc. Das Personal wird eingeplant und steht zur Verfügung.
- *Handlung:* Das Flugzeug rollt zur Startbahn, es wird beschleunigt, bis es in der Lage ist, entgegen der Gravitationskraft den Boden zu verlassen und im Steilflug die anvisierte Flughöhe zu erreichen.
- *Aufrechterhaltung:* Das Flugzeug ist auf der anvisierten Flughöhe angekommen, nimmt die korrekte Flugrichtung ein. Es soll auf dieser Flughöhe für den großen Teil

Tabelle 1: Zu erbringende Leistungen der Betroffenen auf den fünf Stufen des transtheoretischen Modells der Verhaltensänderung

Stufe der Veränderung	Zu erbringende Leistungen
Absichtslosigkeit	Betroffene erbringen keine Leistung im Dienste der Konsumreduktion oder der anvisierten Abstinenz. Sie zeigen Widerstand gegenüber erkenntnisgenerierenden Prozessen oder einer Verhaltensänderung. Häufig spielt hier Schamabwehr (► Kapitel 2.1.2) eine große Rolle. Es besteht scheinbar ein Mangel an Problembewusstsein. Das bedeutet aber nicht, dass Betroffene hier nichts leisten müssen. Sie sehen sich durch die Stärke der Abhängigkeit und oft auch durch starke Scham genötigt, Veränderungstendenzen abzuwehren und den Status quo zu verteidigen. Diese Leistungen sind im Suchtausstiegsprozess selbstverständlich nicht hilfreich. Dennoch ist es für das empathische Begleiten von Betroffenen in dieser Phase von großer Wichtigkeit, auch diese »Leistungen« zu verstehen und eventuell zu benennen, damit der Widerstand nicht verstärkt wird und langsam Problembewusstsein entstehen kann.
Absichtsbildung	Es ist Betroffenen gelungen, die (Scham-)Abwehr zu reduzieren. Es erfordert Mut, sich seiner Ambivalenz zu stellen und mit den Vor- und Nachteilen der Fortsetzung des Problemverhaltens versus den Vor- und Nachteilen einer Verhaltensänderung auseinanderzusetzen. Das bedeutet auch: Betroffene haben es geschafft, sich selbst (und eventuell auch einer Vertrauensperson) ein ernsthaftes Problem einzugestehen. Eine tolle Leistung, die unbedingt gewürdigt werden soll!
Vorbereitung	Nun wird es konkret. Die betroffene Person zeigt Zuversicht in die eigenen Fähigkeiten. Ihr Selbstvertrauen steigt. Sie setzt sich erste konkrete Ziele und handelt schon planvoll. Eventuell wird ein Termin in einer Entzugseinrichtung vereinbart, oder die Termine in der Suchtberatungsstelle werden häufiger. Vertrauenspersonen werden vermehrt einbezogen. Die Bereitschaft, Hilfe anzunehmen und Veränderungen auszuprobieren, steigt. Die Tendenz zu Verleugnung sinkt. Die Scham führt nicht mehr dazu, dass die betroffene Person sich zurückzieht. Sie nimmt die Schamhürden erfolgreich und geht erste wichtige Schritte. Tolle Leistungen!
Handlung	Betroffene reduzieren den Konsum drastisch und treten eine ambulante oder stationäre Entzugsbehandlung an. Sie begeben sich in die Hände professioneller Helfer. Sie meistern Schwierigkeiten. (Zunächst fremden Helfern muss die gesamte Lebenssituation erzählt werden etc.) Sie nehmen weiterhin Hilfe an und lassen soziale Unterstützung zu oder suchen diese aktiv. Sie versuchen sich in neuen, alternativen Verhaltensweisen und streben mit aller Kraft nach Abstinenz oder Konsumreduktion. Sie müssen sich selbst und andere Betroffene sowie die neue Lebenssituation nüchtern aushalten. Das erfordert Mut und tägliche Höchstleistungen!
Aufrechterhaltung	Es gelingt Betroffenen, die Abstinenz aufrechtzuerhalten oder den Konsum dauerhaft zu reduzieren. Es gelingt auch an schlechten Tagen, auf Konsum zu verzichten oder mit Belohnungswünschen suchtmittelfrei umzugehen. Verlockende Impulse nach »kontrolliertem Konsum« werden als Gefahr erkannt und daher nicht umgesetzt. Bei Rückfällen gelingen ein konstruktiver Umgang und eine schnelle Beendigung des Konsums. Die Vorteile des neuen Verhaltens werden immer deutlicher wahrgenommen. Auch nach einigen Monaten erfordert jeder Tag Anstrengungen im Dienste der Abstinenz. Mal mehr, mal weniger – eine unglaubliche Leistung, wenn all das gelingt!

> der Flugreise bleiben. Eine Landung ist nicht das Ziel… Das Flugzeug muss deshalb in der Luft betankt werden. Gelingt dies nicht, sollen Zwischenstopps möglichst kurz gehalten werden, und die stabile Flughöhe soll möglichst schnell wieder erreicht werden.

Die Dauer des Verbleibens in einzelnen Stufen ist sehr individuell. Für eine erfolgreiche Verhaltensänderung wird jedoch angenommen, dass das Durchlaufen aller fünf Stufen mit den jeweiligen Veränderungsanforderungen nötig ist. Nach Keller et al. (2001) steigt sonst die Gefahr von Rückfällen. In Bezug auf die Flugzeugmetapher bedeutet dies beispielsweise, dass eine Handlungsphase ohne ausreichend gründliche Vorbereitungsphase die Absturzgefahr deutlich erhöht, wenn z. B. nicht genügend Treibstoff getankt oder durch Mängel bei der Wartung ein defektes Maschinenteil übersehen wurde.

Tabelle 1 listet die von Menschen mit einer Abhängigkeitserkrankung im Suchtausstiegsprozess zu erbringenden Leistungen auf den fünf Stufen des transtheoretischen Modells der Verhaltensänderung auf. Selbstverständlich sind darin nicht alle Leistungen aufgeführt. Den Betroffenen werden viele weitere Leistungen über den gesamten Veränderungsprozess hinweg abverlangt. Individuelle, biografisch ableitbare Problemstellungen und Schemata, aber auch sozial sehr unterschiedliche Herausforderungen müssen dabei berücksichtigt werden. An dieser Stelle sei auf Kapitel 2.5 (»Neurobiologische Erklärungen abstinenzbezogener Leistungen«) verwiesen, das die Anforderungen an die Handlungskontrolle der Betroffenen durch den höheren Anreizwert des Suchtmittels veranschaulicht. Für eine leistungssensible Haltung gegenüber Menschen mit einer Abhängigkeitserkrankung und für eine leistungssensible Haltung der Betroffenen selbst ist das Bewusstsein für diese Leistungsanforderungen unerlässlich. Es ist unsere Aufgabe, die Betroffenen, aber auch uns selbst als »Fachpersonen« immer wieder dafür zu sensibilisieren, welche Anstrengungen für den Ausstiegsprozess unternommen und abverlangt werden. Damit steigt die Wahrscheinlichkeit, dass Betroffene diese Veränderungsstufen erfolgreich durchlaufen und den Prozess bei Rückschlägen schneller wieder aufnehmen können.

2 Theoretischer Hintergrund

2.1 Stigmatisierung, Scham und Abhängigkeit

Menschen mit einer Abhängigkeitserkrankung haben parallel mehrere Herausforderungen zu meistern. Sie sehen sich einerseits mit den Symptomen ihrer Abhängigkeitserkrankung und mit der wiederkehrenden Erfahrung konfrontiert, ihre süchtigen Verhaltensweisen nicht stoppen oder kontrollieren zu können. Das bedeutet, dass sie das grundlegende Bedürfnis nach (Selbst-)Kontrolle wiederholt nicht befriedigen können. Zudem leiden sie häufig unter weiteren psychischen Erkrankungen, die komorbid (im Zuge der Abhängigkeitserkrankung) auftreten oder schon vor der Entwicklung der Abhängigkeit zu beobachten waren, z. B. Angststörungen, Depressionen, Persönlichkeitsstörungen. Die Symptome dieser zusätzlichen Erkrankungen stellen oftmals eine schwere Belastung dar. Psychische Erkrankungen führen häufig dazu, dass Betroffene nicht mehr oder nur noch teilweise arbeitsfähig sind, einen Großteil ihrer Lebenszufriedenheit einbüßen und nicht mehr zu einer selbstständigen Lebensführung in der Lage sind. Die dauerhaft erfolgreiche Bewältigung dieser Probleme stellt für die Betroffenen einen Kraftakt dar und mündet häufig in eine Überforderung.

2.1.1 Stigmatisierung

Eine weitere Herausforderung ist die Art und Weise, wie die Gesellschaft auf psychisch erkrankte Menschen reagiert. Hauptsächlich auf der Basis vieler Missverständnisse in der Gesellschaft in Bezug auf Menschen mit psychischen Erkrankungen erfolgt eine Stigmatisierung. Komplizierend wirkt sich aus, dass manche Menschen mit psychischen Erkrankungen diese Vorverurteilung durch die Gesellschaft übernehmen, was zu Selbststigmatisierung und Selbstbeschämung führt (Rüsch et al., 2005).

Stigma

Der Begriff »Stigma« kommt aus dem Griechischen und bedeutet »Stich« oder »Wundmal«. Zum Stigma eignen sich Merkmale oder Eigenschaften, die in negativer Weise von dem abweichen, was wir oder andere von uns erwarten. Nach Erving Goffman (1974) kann das Stigma als Beispiel für die Kluft betrachtet werden, zwischen dem, was eine Person sein sollte, und dem, was sie wirklich ist. Das Stigma offenbart die Kluft zwischen der virtuellen (idealen) Identität und der wirklichen sozialen Identität.

Stigmatisierungen haben nach Grausgruber (2005) auf gesellschaftlicher Ebene eine wichtige regulierende Funktion. Stigmata regeln Werte, Einstellungen und Normen, aber auch Interaktionen zwischen gesellschaftlichen Gruppen. Sie legitimieren Ungleichbehandlungen sowie unterschiedliche Positionen einzelner Gruppen in Gesellschaften und stützen Machtgefälle. So betrachtet sind Stigmata wesentlich für das Zusammenleben von Menschen. Im Folgenden sollen jedoch die dysfunktionalen Ebenen der Stigmatisierung psychisch erkrankter Menschen beleuchtet und ihre die Krankheit aufrechterhaltenden Wirkmechanismen aufgedeckt werden. Die Literatur zu diesem Themenkomplex ist sehr umfangreich. Daher kann nur ein Auszug präsentiert werden, ohne den Anspruch, der Thematik vollumfänglich gerecht zu werden.

Stigmatisierungsprozess

Link & Phelan (2001) sprechen von einem Stigmatisierungsprozess, der mit der Wahrnehmung von Unterschieden beginnt und mit Diskriminierung endet. Tabelle 2 und Abbildung 8 beschreiben und illustrieren diesen Prozess. Auf der rechten Seite der Tabelle sind mögliche Konsequenzen aufgeführt, die in der jeweiligen Prozessphase im Erleben der Beteiligten zentral sind.

2.1.2 Stigmatisierung, Selbststigmatisierung und Abhängigkeit

Im Verlauf der Abhängigkeitsentwicklung realisieren sowohl die betroffenen Personen selbst als auch ihr Umfeld, dass ihr Konsum zunimmt. Dies kann im Stigmatisierungsprozess der ersten Phase zugeordnet werden. Die Wahrnehmung selbst ist richtig, eine »Normabweichung« wird festgestellt. Die Betroffenen bemerken, dass die Kontrolle über die eigenen Verhaltensweisen nicht mehr vollständig funktioniert. Das Grundbedürfnis nach Kontrolle wird verletzt, und eine Diskrepanz zwischen der Idealvorstellung von sich und dem tatsächlichen Erleben entsteht. Diese Diskrepanz ist es, die nach Wurmser (2017) Scham erzeugt.

Die negative Attribuierung der Normabweichung ist häufig der nächste Schritt im Stigmatisierungsprozess, der verstärkt zu Schaminduktion, Stigmatisierung und Selbststigmatisierung führt und unreflektiert dysfunktionale und die Abhängigkeit aufrechterhaltende Verhaltensweisen, wie z. B. Verheimlichung oder Bagatellisierung, induziert. Es kommt häufig zu einer nicht hilfreichen bewussten oder

Tabelle 2: Phasen des Stigmatisierungsprozesses nach Link & Phelan (2001) mit konkreten möglichen Konsequenzen im Erleben der Beteiligten

Phasen des Stigmatisierungsprozesses		Konkrete mögliche Konsequenzen im Erleben der Beteiligten
Name	**Beschreibung**	
Phase 1: Wahrnehmen und Ausdrücken einer Normabweichung	Bei einer Person wird ein zentrales unterscheidendes Merkmal festgestellt.	Die Wahrnehmung selbst ist oft inhaltlich richtig und nicht stigmatisierend. Auch ein adäquater Ausdruck muss nicht zwangsläufig zu Ausgrenzung führen. Beispiel: »Du hast eine andere Hautfarbe als ich.«
Phase 2: Aktivieren negativer Stereotypien	Festgestellte Unterschiede werden mit negativen Attributen in Verbindung gebracht.	Die negative Bewertung der festgestellten Unterschiede (z. B.: »Du hast eine andere Hautfarbe, deswegen misstraue ich dir.«) geht oft mit inadäquaten Gleichheitserwartungen einher, z. B.: • aus Sicht der Stigmatisierenden: »Du müsstest so sein wie ich.« • aus Sicht der Stigmatisierten: »Ich müsste so sein wie mein Gegenüber.« Eine vorwurfsvolle Konstellation entsteht sowohl zwischen Stigmatisierenden und Stigmatisierten als auch in den Stigmatisierten sich selbst gegenüber. Wichtige Bindungsbedürfnisse werden verletzt. Das Gefühl der Verbundenheit lässt nach.
Phase 3: Abgrenzen gegenüber dem Träger des Stigmas	Es kommt zu Ab- und Ausgrenzung, im Gegensatz zu somatischen Erkrankungen meist mit Übertragung des Stigmas auf die gesamte Person (der Süchtige, der Schizophrene) verbunden; ein Machtgefälle entsteht.	Abgrenzung und Ausgrenzung führen im Erleben der Betroffenen zu tiefgreifender Beschämung und Selbstbeschämung, z. B.: • »Ich bin mangelhaft, ich bin nicht normal, ich schäme mich dafür, so zu sein wie ich bin.« • »Du bist mangelhaft. Schäme dich dafür, wie du bist!« Beginn von Stigmamanagement: ständige Anstrengung bezüglich Informationssteuerung und Kommunikation mit dem Ziel, als vollwertiger Interaktionspartner anerkannt zu werden (Hohmeier, 1975). Das Bedürfnis nach Zugehörigkeit wird verletzt, das nach sozialer Anerkennung ist ungestillt.
Phase 4: Diskriminieren	Ausgrenzung sowie unerwünschte Merkmale und Eigenschaften rechtfertigen konkrete Diskriminierungen.	Ausgrenzung aus sozialen Interaktionen, Diskriminierung z. B. bei der Suche nach Arbeit oder Wohnung. Beschämung und Selbststigmatisierung nehmen zu, ebenso die Notwendigkeit, übergroße Scham abzuwehren, z. B. durch Verleugnung, sozialen Rückzug, Suchtmittelkonsum.
Phase 5: Negative Konsequenzen für die Stigmatisierten	Statusverlust, Auswirkungen struktureller Diskriminierung, persönlichkeitsspezifische Auswirkungen und negative Konsequenzen von Bewältigungsversuchen, die erneute Stigmatisierung auslösen können.	Notwendigkeit, übergroße Scham abzuwehren, z. B. durch Verleugnung, sozialen Rückzug, Suchtmittelkonsum; dies führt wieder zu Konflikten, Ausgrenzung und Stigmatisierung.

unbewussten Erwartungskonstellation zwischen Umfeld und Betroffenen, wie im folgenden Beispiel ausgeführt wird:

Perspektive des gesunden Umfelds: »Abstinenz fällt mir leicht, also soll sich der/die Betroffene doch nur ein wenig anstrengen, dann kriegt er/sie das schon in den Griff.« »Der/Die strengt sich nur nicht genügend an.«

Das Umfeld agiert im Sinne einer Gleichheitserwartung. Es geht vom eigenen Erleben von Abstinenz aus und erwartet entsprechend, den Betroffenen müsse es ähnlich leichtfallen, auf den Konsum von Suchtmitteln zu verzichten. Eine Atmosphäre von Missbilligung und Vorwurf entsteht.

Perspektive der Betroffenen: »Abstinenz fällt mir unheimlich schwer. Es ist ein Kampf und oft genug eine Überforderung. Es müsste mir doch genauso leichtfallen wie den anderen Menschen in meinem Umfeld.«

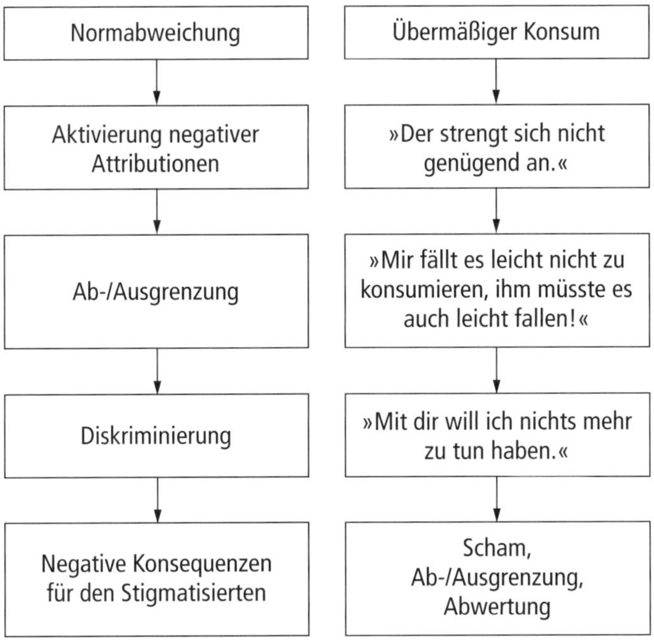

Abbildung 8: Stigmatisierungsprozess nach Link & Phelan (2001) am Beispiel der Abhängigkeitserkrankung

Auch die Betroffenen erwarten, dass es ihnen gleich ergehen müsste wie den Menschen in ihrem Umfeld. Sie werfen sich vor, dass es ihnen nicht ähnlich leichtfällt, ihr Konsumverhalten zu kontrollieren. Auch in ihnen entsteht eine vorwurfsvolle Haltung gegenüber ihrer eigenen wahrgenommenen Schwäche.

Die Folge der Gleichheitserwartungen von Umfeld und Betroffenen ist also eine von Vorwürfen geprägte Situation mit den schon benannten Folgen:

- Scham und Beschämung
- (Erwartete und tatsächlich erfahrene) Stigmatisierung
- Selbststigmatisierung

Dies führt zu sogenanntem Stigmamanagement und zu Schamabwehr. Zwei Begriffe, auf die an dieser Stelle näher eingegangen wird, da sie für die Aufrechterhaltung der Abhängigkeit und eventuell auch für deren Verstärkung von großer Bedeutung sind.

Stigmamanagement und Schamabwehr

Mit *Stigmamanagement* reagieren Stigmatisierte, um in der Gesellschaft, und vor allem in ihrem Umfeld weiterhin als vollwertige Interaktionspartner zu gelten. Unter diesen Begriff fallen Verhaltensweisen wie:

- Sozialer Rückzug
- Verleugnung
- Selektive Kommunikation

Oftmals werden Stigmatisierte aufgrund dieser Verhaltensweisen erneut stigmatisiert, was wiederum Beschämung und Stigmamanagement auslöst. Ein schwer zu durchbrechender Kreislauf.

Wenn das Schamgefühl aufgrund der unterschiedlichen Schaminhalte (z. B. Gefühl des Versagens, der Bloßstellung, des Kontrollverlusts) nicht auszuhalten oder nicht integrierbar ist, setzen bei Menschen bestimmte, meist unbewusste Mechanismen ein, um den Zustand zu bewältigen. Wir verwenden hierfür den Begriff der *Schamabwehr.* Laut Marks (2016) sind die häufigsten Schamabwehrmechanismen:

- Suchtmittelkonsum
- Verleugnung
- Gewalt/Aggression
- Überkompensation (z. B. Arroganz)
- Projektion (das Gegenüber wird zum Schwachen erklärt)

Nimmt man die Mechanismen des Stigmamanagements und der Schamabwehr zusammen, liegt die abhängigkeitsaufrechterhaltende Dimension des Stigmatisierungsprozesses auf der Hand. Mit dem Ziel, weniger Scham zu empfinden und weiterhin als vollwertige Interaktionspartner zu gelten …

… greifen Betroffene erneut zum Suchtmittel,
… verleugnen sie das Ausmaß ihres Konsums,
… ziehen sie sich sozial zurück,
… kommt es vor, dass sie aggressiv, arrogant oder vorwurfsvoll auftreten.

Somit wird deutlich: Für die Therapie von Abhängigkeitserkrankungen müssen therapeutische Interventionen entwickelt werden, die dieser schwerwiegenden negativen Dynamik von Stigmatisierung und Scham im Suchtausstiegsprozess entgegenwirken [Memorandum der DG-Sucht zur Überwindung des Stigmas bei Menschen mit einer Abhängigkeitserkrankung: Deutsche Gesellschaft für Suchtforschung und Suchttherapie e. V. (2016)] und im

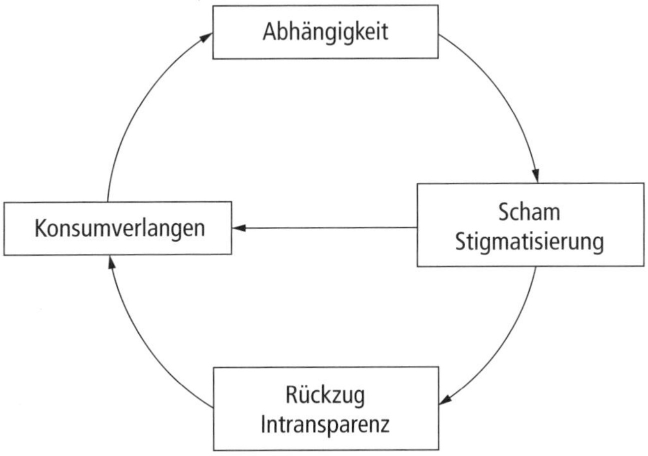

Abbildung 9: Teufelskreis von Scham und Stigmatisierung, Rückzug und Intransparenz, Substanzkonsum und Abhängigkeit

besten Fall eine Alternative zur Verfügung stellen in Bezug auf die Haltung, mit der Betroffene ihrer Erkrankung gegenüberstehen. Obwohl der negative Zusammenhang zwischen Stigmatisierung, Scham und Aufrechterhaltung der Abhängigkeit (▸ Abbildung 9) schon lange bekannt ist, ist uns kein anderer Therapieansatz bekannt, der dem ausreichend und wirkungsvoll begegnet. Die Leistungssensible Therapie ist ein solcher Therapieansatz.

Stigmatisierung und Selbststigmatisierung bei Angehörigen

Die soeben beschriebenen Zusammenhänge können auch auf Angehörige übertragen werden. Angehörige schämen sich häufig dafür, dass es in ihrer Familie jemanden gibt, der abhängig ist. Oftmals stellen sie sich die Frage, ob sie etwas falsch gemacht haben oder falsch machen. Es herrscht ein Klima von Schuld, Scham, gegenseitigen Vorwürfen oder Sprachlosigkeit. Emotionen wie Ohnmacht, Hilflosigkeit, Wut und Traurigkeit sind häufig Ausdruck dieser Konstellation.

Gemäß Corrigan et al. (2006) ist die Stigmatisierung der Familienmitglieder von Menschen mit einer Abhängigkeitserkrankung stärker als bei anderen psychischen Erkrankungen. Angehörige werden sowohl für den Beginn als auch für das Ende der psychischen Erkrankung verantwortlich gemacht und entsprechend sozial gemieden.

Angehörige erleben in der Begleitung eines Familienmitglieds mit einer Abhängigkeitserkrankung wiederholt nur schwer aushaltbare Situationen: unkontrollierte Aggression im Rausch, Arbeitsplatzverlust, Trennung, Angst vor dem Tod der süchtigen Person. Diese Situationen sind auch für die Angehörigen sehr schambesetzt. Als natürliche Reaktion auf diese Scham versuchen die Angehörigen im Sinne des Stigmamanagements, diese Vorkommnisse geheim zu halten. Nach Möglichkeit soll niemand davon erfahren oder nur absolute Vertrauenspersonen. Diese zumeist intuitive Reaktion soll, wie schon oben beschrieben, dem Schutz vor Verurteilung und Stigmatisierung von außen dienen. Die Geheimhaltung nach außen zementiert jedoch das innerfamiliäre Gefühl, mangelhaft oder nicht in Ordnung zu sein. Ansonsten gäbe es ja keinen Anlass, etwas vor anderen verbergen zu müssen. Der Wunsch nach Schutz vor Stigmatisierung von außen führt also direkt zur Selbststigmatisierung: »Unsere Familie ist nicht normal. Wenn die anderen wüssten, was bei uns los ist, würde ich mich in Grund und Boden schämen.« Angehörige erleben sich als Teil eines »kranken« Systems. Es kommt zu Verleugnung der innerfamiliären Problematik und somit eben auch zu Selbstverleugnung. Die Abhängigkeit als ein »schwacher« Teil der Familie und das Erleben, selbst Teil dieser Familie zu sein, führen dazu, dass das Schwache durch Strategien wie Geheimhaltung oder Verleugnung abgewehrt werden muss.

Diese Form der Selbststigmatisierung bleibt selbstverständlich auch der Person in der Familie mit der Abhängigkeitserkrankung nicht verborgen. Diese nimmt wahr, dass sich die Familienmitglieder nach außen hin schämen bzw. sich vor Stigmatisierung von außen fürchten. Dies führt wiederum zu Beschämung und Selbststigmatisierung des betroffenen Familienmitglieds mit Gefahr der Schamabwehr durch Konsum (▸ Abbildung 9). Nach Mikami et al. (2015) kann die (Selbst-)Stigmatisierung von Eltern psychisch erkrankter Kinder zu Störungen der Eltern-Kind-Beziehung und zu Auffälligkeiten im Sozialverhalten der Kinder führen. Dies kann als Hinweis darauf verstanden werden, dass die Stigmatisierung von Angehörigen indirekt auch die Symptome der betroffenen Person ungünstig beeinflusst.

Selbststigmatisierung in der Familie ist so indirekt Teil der Stigmatisierung und Selbststigmatisierung der Betroffenen. Sie kann im ungünstigen Fall Schamabwehr der Betroffenen durch erneuten Konsum bewirken, und dies kann seinerseits zur Aufrechterhaltung der Selbststigmatisierung der Familienmitglieder führen. Diese Zusammenhänge lassen sich demnach als ein sich selbst aufrechterhaltendes System (»Teufelskreis«) verstehen.

Wie oben schon erwähnt, sind Angehörige psychisch erkrankter Menschen in der Regel selbst stark belastet. Sie kümmern sich um die psychisch erkrankte Person, leiden unter Stigmatisierung und Selbststigmatisierung, unter Emotionen wie Hilflosigkeit, Ohnmacht, Wut und Verlustangst. Zudem sind sie häufig voll berufstätig, müssen die finanzielle Situation der Familie oft allein verantworten. Es ist nicht verwunderlich, dass viele Angehörige abhängiger Personen im Verlauf selbst psychische Erkrankungen entwickeln oder unter chronischer Überforderung leiden. Laut Girma et al. (2014) korreliert Selbststigmatisierung von Hilfspersonen mit den von diesen wahrgenommenen Anzeichen für psychische Erkrankungen.

Aus diesem Grund unterstützt die Leistungssensible Therapie nicht nur Betroffene bei einer Haltungsänderung gegenüber ihrer Abhängigkeitserkrankung, sondern bezieht aktiv auch die nahestehenden Personen mit ein. Ziel ist es, den Kreislauf von Stigmamanagement und Schamabwehr zu durchbrechen und Angehörigen wie Betroffenen zu vermitteln, dass sie (oft schon seit Jahren) Leistungserbringer im Umgang mit einer schweren psychischen Erkrankung sind. Diese Tatsache kann die Familie zum Anlass nehmen, ihre Haltung zu verändern und stolz auf sich zu sein. Darauf, dass die Familie schon viele Hochs und Tiefs miteinander ausgehalten hat und nach wie vor zusammenhält. Wer stolz ist, hat keinen Anlass zu Verleugnung nach außen. Die vermeintliche Schwäche der Familie ist gleichzeitig Ausdruck ihrer Stärke. Unter diesem leistungssensiblen Blickwinkel entsteht mit großer Wahrscheinlichkeit ein innerfamiliäres Milieu, in dem Energien für Abstinenzbemühungen frei werden.

Merke:

Angehörige sind im Umgang mit einer Abhängigkeitserkrankung in der Familie genauso Leistungserbringer wie direkt Betroffene. Sie leiden ebenso unter Stigmatisierung und Selbststigmatisierung. Der abhängigkeitsaufrechterhaltende Zusammenhang von Stigmatisierung, Selbststigmatisierung von Angehörigen und Betroffenen sowie die schädlichen Folgen von Stigmamanagement und Schamabwehr (▸ Abbildung 9) erfordern eine Haltungsänderung bei Betroffenen und ihnen nahestehenden Personen. Die Leistungssensible Therapie reduziert Beschämung und Selbstbeschämung und unterstützt einen Zugang zum Gefühl »Stolz« auf Basis der Fokussierung auf die erbrachten Leistungen. Sie kann somit einen großen Beitrag zur psychischen Stabilisierung nicht nur der direkt Betroffenen, sondern auch ihrer nahestehenden Personen leisten.

2.1.3 Zur Emotion Scham

Die Emotion Scham zeigt an, wenn »innere« Grenzen (eigene Grenzen) missachtet oder überschritten werden. Sie grenzt sich dadurch auch von der Emotion Schuld ab, die im Gegensatz dazu anzeigt, wenn Grenzen nach außen (Grenzen der anderen) missachtet oder überschritten werden. Laut Meyers Enzyklopädisches Lexikon (1994) ist Scham eine anerzogene menschliche Unlustreaktion, die sich auf die Verletzung der Intimsphäre, aber auch anderer Bereiche (Ansehen, Geltung, Erfolg usw.) beziehen kann. Grundlage ist das Bewusstsein, durch bestimmte Handlungen oder Äußerungen sozialen Erwartungen nicht entsprochen oder gegen wichtige Wertvorstellungen oder Normen verstoßen zu haben.

Die *Scham* ist von der Beschämung zu unterscheiden. Sie ist eine Reaktion auf eigene Grenzverletzungen nach innen (wie es z. B. bei der Selbststigmatisierung geschieht). *Beschämung* hingegen ist eine Reaktion auf Grenzverletzungen durch andere, wie im Falle der Stigmatisierung. Beides, Scham der Betroffenen als auch Beschämung von außen, spielt in Biografien Betroffener eine zumeist sehr destruktive und symptomaufrechterhaltende Rolle, wie weiter oben ausgeführt wurde.

Scham ist ein sehr schwer zu ertragendes Gefühl. Nicht umsonst wird von »siedend heißer Scham« gesprochen. Dazu kommt, dass Schaminhalte häufig ein Tabu darstellen. Die Notwendigkeit zur Schamabwehr ist also leicht ableitbar. Die schamgeplagte Person neigt oftmals dazu, den Schaminhalt zu verbergen, mit weitreichenden Folgen für ihre sozialen Kontakte. Intransparenz und Unehrlichkeit stören die Beziehungen. Die Betroffenen behalten die Schaminhalte und alle diesbezüglichen Assoziationen für sich und drehen sich so vermehrt um sich selbst. Marks spricht nicht umsonst von der Scham als »verhüllte Form des Narzissmus« (Marks, 2016): »Der Schämende kreist um sich selbst.«

Scham ist eine Folge der *Verletzung elementarer Bedürfnisse,* wie z. B.:

- *Anerkennung* – »Du bist ein wertvoller Mensch!«
- *Schutz* – »Wir achten deine Intimsphäre!«
- *Zugehörigkeit* – »Du bist ein Teil von uns!«
- *Integrität* – »Wir achten deine Wertvorstellungen und Normen!«

Vergegenwärtigen wir uns die Konsequenzen der Abhängigkeitserkrankung auf der Ebene dieser Bedürfnisse, wird schnell klar, dass Betroffene häufig schaminduzierende Erfahrungen machen. Biografien von Menschen mit einer Abhängigkeitserkrankung sind nicht selten durchzogen von Misserfolgen und Frustrationen in verschiedensten Lebensbereichen, z. B. berufliche Rückschläge, Zurückweisung, Verlusterlebnisse in der Partnerschaft, wahrgenommene gesellschaftliche Ächtung, Konsum wider besseren Wissens. Wir können also davon ausgehen, dass Scham im emotionalen Haushalt von Menschen mit einer Abhängigkeitserkrankung eine zentrale Rolle spielt und zur Aufrechterhaltung der Symptome beiträgt, indem sie zur Schamabwehr und damit zu Verleugnung oder Konsum führt.

Dearing et al. (2005) fanden einen starken Zusammenhang zwischen Schamanfälligkeit und Abhängigkeitserkrankungen. Hinsichtlich Schuldanfälligkeit und Abhängigkeitserkrankungen stellten sie entweder einen negativen oder gar keinen Zusammenhang fest. Die Autor_innen leiten aus ihren Ergebnissen die Empfehlung ab, in der Behandlung von Abhängigkeitserkrankungen Scham und Schuld separat zu berücksichtigen. Menschen mit einer Abhängigkeitserkrankung leiden unter starken Schamgefühlen bezüglich ihrer Erkrankung (Meehan et al., 1996; Treeby, 2011). Schamgefühle erhöhen wiederum die Rückfallhäufigkeit (Watson et al., 1994; Wiechelt & Sales, 2001; Randles & Tracy, 2013).

Zusätzlich zu der positiven Korrelation zwischen Schamanfälligkeit und Abhängigkeitserkrankung besteht eine ganze Reihe von Zusammenhängen mit anderen psychischen Erkrankungen und Auffälligkeiten, wie soziale oder generalisierte Angst, Essstörungen, posttraumatischer Belastungsstörung (PTBS), Suizidalität, niedriger Selbstwert und selbstverletzendes Verhalten (Überblick bei Tangney & Dearing, 2002). Die Mehrheit der Personen mit einer Abhängigkeitserkrankung weisen eine dieser *komorbiden Erkrankungen* auf.

2.1.4 Konsequenzen für die Therapie von Abhängigkeitserkrankungen

Was benötigt ein Mensch, der sich zutiefst für sich und seine Verhaltensweisen schämt und zusätzlich die Beschämung von außen fürchtet, um offen über sich zu berichten? Er sehnt sich danach, nicht verurteilt, sondern verstanden zu werden, auch mit seinen Schwächen als einzigartiges und wertvolles Individuum anerkannt und behandelt zu werden. Suchttherapie kann diesen emotionalen Rahmenbedingungen nur dann gerecht werden, wenn sie es schafft, ein *Raum der Würde* für ihre Patient_innen zu sein. Ein Raum, in dem Betroffene ihre Bedürfnisse nach Anerkennung, Zugehörigkeit, Schutz und Integrität befriedigt sehen bzw. in dem sie lernen, diese Bedürfnisse selbst (besser) zu stillen.

Die Leistungssensible Therapie zielt mit ihrem Inhalt und ihrem gruppentherapeutischen Setting darauf ab, dass sich die Betroffenen und die ihnen nahestehenden Personen

- wertgeschätzt fühlen,
- wieder selbst und gegenseitig anerkennen können,
- geschützt fühlen,
- als Teil der Gruppe, aber auch als Teil ihres Umfelds wahrnehmen und
- wieder stärker mit ihren eigenen Wert- und Normvorstellungen identifizieren können.

Somit schafft die Leistungssensible Therapie einen Raum der Würde, der für die Patient_innen eine enorm wichtige Voraussetzung für einen gelingenden Suchtausstiegsprozess darstellt.

Merke:
Einerseits erhöht Schamanfälligkeit die Wahrscheinlichkeit, eine psychische Erkrankung zu entwickeln, insbesondere auch eine Abhängigkeitserkrankung. Andererseits führt die Abhängigkeitserkrankung zu Scham und Beschämung bei Betroffenen und den ihnen nahestehenden Personen. Hinzu kommt, dass Scham die Rückfallhäufigkeit erhöht. Es entsteht also ein Teufelskreis zwischen Schamempfinden und Abhängigkeit (► Abbildung 9). Daher ist es elementar, Scham explizit und implizit im therapeutischen Vorgehen zu berücksichtigen.

2.2 Leistungssensibilität und Stolz versus Stigmatisierung und Scham

Die Leistungssensible Therapie durchbricht die gerade beschriebene maladaptive Dynamik und bietet Betroffenen und ihren nahestehenden Personen eine alternative Haltung gegenüber der Abhängigkeitserkrankung an. Die Gleichheitserwartungen (Tabelle 2) werden thematisiert und in ihrem Ursprung, dem unterschiedlichen Erleben von Abstinenz, therapeutisch bearbeitet:

Die Gummibandanalogie (Kapitel 1.1; siehe auch Kapitel IIIc des Manuals) vermittelt allen Beteiligten eindrücklich und überzeugend, dass die Gleichheitserwartung inadäquat ist. Wenn Gesunde und Betroffene von Abstinenz reden, gebrauchen sie zwar das gleiche Wort »Abstinenz«, sprechen jedoch nicht vom gleichen Zustand.

Merke:
Das Erleben von Abstinenz bei Betroffenen und Nicht-Betroffenen unterscheidet sich fundamental.

Daher ist die Gleichheitserwartung weder aus der Perspektive des Umfelds noch aus der Sicht der Betroffenen inhaltlich richtig oder der Sache dienlich. Ziel ist es, allen Beteiligten zu vermitteln, dass der Zustand der Abstinenz für Betroffene eine Leistungserbringung darstellt und für nicht abhängige Menschen eben nicht. Mit dieser Erkenntnis lassen sich die inadäquaten Gleichheitserwartungen mit den in Kapitel 2.1.4 beschriebenen Folgen (Vorwurf, Beschämung, Stigmatisierung) wirkungsvoll bearbeiten. Die schaminduzierende, vorwurfsvolle Haltung bei Betroffenen und nahestehenden Personen kann durch eine »leistungssensible Haltung« ersetzt werden. Diese lässt sich wie folgt umschreiben:

Betroffene/r: »Ich verstehe, dass ich im Unterschied zu gesunden Personen dauerhaft Leistungen erbringen muss, um den Zustand der Abstinenz zu erreichen oder aufrechterhalten zu können. Für mich ist Abstinenz eben keine Selbstverständlichkeit mehr. Das erlebe ich manchmal als überfordernd. Aus diesem Grund bin ich stolz auf jede meiner Abstinenzleistungen!«

Umfeld: »Ich weiß, dass der Zustand der Abstinenz für mich sehr leicht herstellbar ist. Ich weiß aber auch, dass dieser Zustand für Betroffene viel schwerer erreichbar und aufrechtzuerhalten ist. Daher erwarte ich nicht von ihnen, dass sie das so leicht hinbekommen wie ich selbst. Ganz im Gegenteil – ich bin stolz auf jeden Tag Abstinenz, den Betroffene leisten. Diese Leistung ist keine Selbstverständlichkeit.«

Die Tatsache, dass Personen mit einer Abhängigkeitserkrankung im Suchtausstiegsprozess Unglaubliches leisten und immer wieder leisten müssen, geht bei häufigem Erleben von Rückschritten und damit einhergehenden Schamgefühlen oder bei Beschämung von außen meist unter – mit katastrophalen Folgen für die Veränderungsmotivation! Versagensgefühle dominieren Gefühle der Zuversicht, Gefühle von Freude und Stolz werden von Scham- und Schuldgefühlen verhindert.

Betroffene vollbringen im Suchtausstiegsprozess viele kleine und große Leistungen im Dienste der Konsummengenreduktion oder der Abstinenz, die sehr wohl Anlass zur Freude geben sollen und zu Recht das Gefühl von Stolz hervorrufen dürfen. Die Freude über oder die Anerkennung für Gelungenes oder auch schon für das ehrliche Bemühen um Verbesserung sind motivierende und stabilisierende Reaktionen, die leider viel zu selten erfolgen. Sei es durch uns als Fachpersonen, durch das direkte Umfeld oder schon gar nicht durch die Betroffenen selbst. Wie Müller & Dweck (1998) in ihrer Studie zur Kindererziehung feststellen konnten, wagten sich Kinder, die für ihr Bemühen bei der Lösung schwerer Aufgaben statt für ihre dabei gezeigte Intelligenz gelobt wurden, auch später an herausfordernde Aufgabenstellungen. Folgt man diesem Prinzip, lässt sich daraus ableiten: Es ist wichtig, die Bemühungen von Menschen im Suchtausstiegsprozess immer wieder anzuerkennen und zu würdigen. Dies erhöht die Wahrscheinlichkeit, dass sie sich auch weiterhin den schwierigen Herausforderungen auf ihrem Weg stellen.

Merke:

Stigmatisierung und Selbststigmatisierung führen zu Beschämung und Selbstbeschämung. Die negativen Auswirkungen des Stigmamanagements und der Schamabwehr haben abhängigkeitsaufrechterhaltende Konsequenzen, welchen auf therapeutischer Ebene begegnet werden muss. Die Leistungssensible Therapie verfolgt genau dieses Ziel. Neben den neurobiologischen Motivationshürden (Anreizsensitivierung, verstärktes Gewohnheitsgedächtnis) müssen Betroffene eben auch noch motivationale Hürden überwinden, die aus der Schamdynamik bedingt durch Stigmatisierung und Selbststigmatisierung, entstehen. Diese Hürden basieren auf inadäquaten Gleichheitserwartungen, welche durch die leistungssensible Haltung aufgelöst werden können.

Die Leistungssensible Therapie fokussiert deshalb auf diese Leistungen und Bemühungen. Sie setzt mit ihrem Fokus auf die Sensibilität für die Leistungen von Personen mit einer Abhängigkeitserkrankung einen Kontrapunkt zu der oft jahrelangen Einengung auf Misserfolge, Rückschläge sowie Schuld- und Schamgefühle.

2.2.1 Leistungen und Bemühungen im Suchtausstiegsprozess

Leistungen und Bemühungen im Suchtausstiegsprozess sind auch aufgrund der Schamhürden nicht selbstverständlich und verdienen es, entsprechend gewürdigt zu werden. Sie sind jedoch nicht immer leicht als solche zu erkennen. Im Folgenden werden von Betroffenen erbrachte Abstinenzleistungen bzw. Leistungen auf dem Weg zur Abstinenz oder zur Konsummengenreduktion als Beispiele aufgeführt:

Leistungen vor Inanspruchnahme des Suchthilfesystems:

- Eingeständnis vor sich selbst, dass man ein Problem hat
- Versuche, die Konsummenge bzw. Konsumtage zu reduzieren
- Bereitschaft für ein Gespräch über das eigene Konsumverhalten und Eingeständnis im Gespräch, wie es um einen steht
- Versuch, bei Stress die Konsummenge nicht zu steigern

Leistungen während einer ambulanten oder stationären Therapie:

- Überwindung der eigenen Scham und Beginn einer Therapie
- Sich öffnen gegenüber einer Fachperson
- Ehrlichkeit gegenüber sich selbst und anderen über das wahre Ausmaß des Problems
- Mut zum Entzug
- Bemühungen um Herstellung von Abstinenz
- Aufrechterhaltung der Abstinenz (jeder Tag, jede Woche und jeder Monat ist ein Erfolg)
- Konsumfreie Belastungserprobungen wie Ausgänge ohne Begleitung
- Nach Konsumkrisen den Konsum transparent machen (was auch nach 2 Wochen noch eine tolle Leistung ist)
- Trotz hoher emotionaler Belastung und/oder Konsumverlangen Verzicht auf Konsum, Aushalten oder sogar gesunde Regulation unangenehmer Gefühle
- Frühzeitiger Konsumstopp durch rechtzeitige Hinwendung an Hilfspersonen
- Konsumverlangen gegenüber Hilfspersonen transparent machen
- Sich einer Selbsthilfegruppe anschließen

Leistungen Angehöriger in der Begleitung von Personen mit einer Abhängigkeitserkrankung:

- Erdulden oft jahrelanger Zustände der Ungewissheit
- Umgang mit Schuldzuweisungen
- Aushalten von Todesangst
- Umgang mit großer Wut
- Aushalten von Ohnmacht und Hilflosigkeit
- Umgang mit Unehrlichkeit und dem Gefühl, betrogen zu werden
- Trotz allem immer wieder Bereitschaft, zu unterstützen und zu helfen
- Erscheinen bei einem Angehörigenanlass oder Familiengespräch
- Anschluss an eine Angehörigenselbsthilfegruppe

2.2.2 Aufgaben und Zielrichtung der Leistungssensiblen Therapie

Ziele der LST:

- Fachpersonen reagieren auf die Bemühungen und Leistungen sichtbar, erlebbar, deutlich und verlässlich mit Anerkennung und Würdigung.
- Betroffene lernen, zunehmend Stolz und Freude über die eigenen Leistungen zu empfinden.

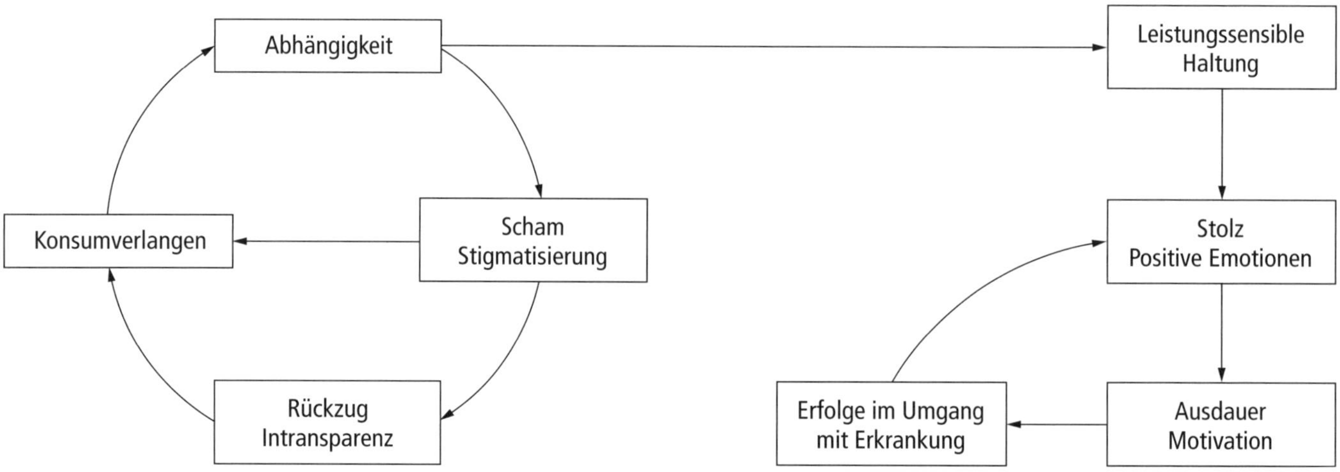

Abbildung 10: Die Leistungssensible Therapie durchbricht den Teufelskreis von Stigmatisierung, Scham und Substanzkonsum

Die LST bezieht die Angehörigen und nahestehenden Personen mit ein, damit …

… Betroffene die Leistungen der nahestehenden Personen verstehen und würdigen können;

… Angehörige für die selbst zu erbringenden Leistungen und die der Betroffenen sensibilisiert werden und entsprechend Anerkennung äußern können;

… sich das Verständnis und die Verständigung zwischen Angehörigen und Betroffenen verbessert, indem alle Beteiligten eine »gemeinsame/leistungssensible« Sprache sprechen lernen.

> **Merke:**
> Die Leistungssensible Therapie setzt bewusst einen Kontrapunkt zu Beschämung und Selbstbeschämung. Sie fokussiert auf die erbrachten Bemühungen und Leistungen der Betroffenen und ihrer Angehörigen mit dem Ziel, dass diese Stolz und Freude empfinden und sich gegenseitig würdigen. Im besten Fall wirkt sich das positiv auf die Bereitschaft aus, die jeweiligen Leistungen zu wiederholen (► Abbildung 10). Wie zwei Studien belegen, reduziert die Leistungssensible Therapie die Rückfallhäufigkeit während der Behandlung signifikant (► Kapitel 5).

2.2.3 Zur Emotion Stolz

Die Emotion Stolz hat laut Tangney (1999) mehrere Funktionen. Sie wirbt um einen hohen Status und sozialen Wert. Außerdem stärkt sie das Zusammengehörigkeitsgefühl und die Gruppenzugehörigkeit. Tracy & Robins (2007) weisen darauf hin, dass die Unterscheidung von »authentischem« und »überheblichem« Stolz von Bedeutung ist. Authentischer Stolz wird als die Form von Stolz bezeichnet, welche auf spezifischen Verhaltensweisen, z. B. sich anstrengen, sich entschuldigen, bzw. selbst erarbeiteten Erfolgen basiert. Er wird mit Selbstwert und Produktivität in Zusammenhang gebracht (Tangney & Dearing, 2002). Überheblicher Stolz hingegen ist nicht an konkrete Handlungen gebunden, sondern betrifft die gesamte Person. Er hat seine Wurzeln oft in verzerrten und überschätzenden Selbstbildern und dient häufig der Schamabwehr.

- *Authentischer Stolz* korreliert positiv mit den sogenannten Big-Five-Persönlichkeitsmerkmalen Extraversion, Gewissenhaftigkeit, Verträglichkeit, Offenheit für Erfahrungen und emotionale Stabilität.
- *Überheblicher Stolz* korreliert hingegen negativ mit den sozialen Big-Five-Eigenschaften Verträglichkeit und Gewissenhaftigkeit. Zudem wird eine negative Beziehung zwischen überheblichem Stolz und der Fähigkeit zur Selbstwertschätzung berichtet (Tracy et al., 2009).

Im Gegensatz zu überheblichem Stolz unterstützt authentischer Stolz nach Weiner (1985) und Williams & DeSteno (2008) die Leistungsbereitschaft. Er leistet einen Beitrag zu prosozialem Engagement und zur Entwicklung eines tief verwurzelten Sinns für Selbstwertschätzung (Herrald & Tomaka, 2002; Lazarus, 1991; Verbeke et al. 2004). Personen mit Zugang zu authentischem Stolz zeigen niedrigere Werte bei Depression, Angst, Aggression, Feindseligkeit und Ablehnungssensitivität. Sie sind zufriedener in Beziehungen, haben eine bessere Selbstkontrolle, sind zielstrebiger, können sich an andere besser anpassen und unterstützen andere mehr.

Es ist also entscheidend, dass die Emotion Stolz auf nachvollziehbaren vorausgehenden Handlungen basiert und sich auch für Außenstehende schlüssig im entsprechenden Kontext (z. B. eine zu würdigende Leistung) einstellt. Dann kann von authentischem Stolz gesprochen werden, der sich klar vom »überheblichen« Stolz abgrenzt, der nicht auf erbrachten Leistungen beruht und im Kontext nicht nachvollziehbar ist.

2.2.4 Vermittlung einer leistungssensiblen Haltung bei Betroffenen und ihren Angehörigen

Menschen mit einer Abhängigkeitserkrankung, die den Mut haben, sich selbst einzugestehen, dass sie ein Problem entwickelt und die Kontrolle über ihren Konsum verloren haben, müssen eine große Schamhürde überwinden. Allein das ist schon eine großartige Leistung. Die Kommunikation mit ihrem Umfeld, die Offenheit gegenüber den wichtigen Personen bedeutet nochmals eine große Anstrengung für die betroffenen Personen. Die dann erst beginnenden Herausforderungen (z. B. Entzug, Umgang mit Konsumverlangen, Rückfällen, emotionalen Krisen, Aushalten des Belohnungsdefizits) müssen gar nicht mehr im Detail geschildert werden, um zu verstehen, dass Menschen in dieser Situation sehr viele Leistungen erbringen, auf die sie zu Recht und ganz authentisch stolz sein dürfen. Gelingt es auch, die nahestehenden Personen für ihre eigenen und für die Leistungen der Betroffenen zu sensibilisieren, kann ein sich gegenseitig positiv verstärkendes Milieu entstehen, in dem erstmals seit vermutlich längerer Zeit wieder Stolz, Würde und Achtung eine tragende Rolle spielen. Dies kann, wie oben beschrieben, die psychische und soziale Konstellation von Betroffenen und ihren Angehörigen sehr positiv beeinflussen und somit die Wahrscheinlichkeit eines erfolgreichen Suchtausstiegprozesses deutlich erhöhen. Was wiederum Anlass wäre zu weiterem authentischem Stolz (▸ Abbildung 10)!

Merke:
Die in der Leistungssensiblen Therapie vermittelte leistungssensible Haltung bei Betroffenen und nahestehenden Personen schafft einen authentischen Zugang zur Emotion Stolz. Somit befördert sie alle oben beschriebenen positiven Auswirkungen auf die menschliche Psyche und beeinflusst den Suchtausstiegsprozess positiv. Dies deckt sich auch mit den Ergebnissen der bisherigen Untersuchungen zur Wirksamkeit der LST (▸ Kapitel 5).

2.2.5 Stolz und Motivation – über die Wirkung positiver Emotionen

Um den Ausstieg aus der Abhängigkeit zu schaffen, brauchen unsere Patient_innen einen langen Atem. Abstinenz ist eine täglich zu erbringende Leistung, auf die die Patient_innen stolz sein können. Stolz ist aber nicht nur eine Folge von positiven Ereignissen, er kann auch zu ihnen hinführen. In Modellen, welche versuchen zu erklären, wie menschliches Handeln motiviert ist (Atkinson, 1957; Heckhausen, 1989), gelten die Emotionen Stolz und Scham als die wichtigsten positiven und negativen Anreize.

Auch die »Motivationshypothese des Stolzes« (Williams & DeSteno, 2008) räumt der Emotion Stolz eine wichtige Rolle bei Motivation und Ausdauer ein. Sie postuliert, dass sich die Emotion Stolz evolutionär entwickelte, damit Menschen ausdauernd auf ein Ziel hinwirken, auch wenn sie kurzfristige Kosten zu tragen haben. Stolz erhöht die Ausdauer wahrscheinlich dadurch, dass er erfolgreiche Anstrengungen verstärkt und belohnt und diese Anstrengungen zukünftig wahrscheinlicher macht. Wie oben beschrieben, konnte experimentell nachgewiesen werden, dass Stolz zu mehr Leistungsbereitschaft und Ausdauer führt (Weiner, 1985; Williams & DeSteno, 2008). Menschen, die stolz auf ihre Arbeit waren, waren motivierter hinsichtlich zukünftiger Erfolge und Produktivität und strengten sich bei ihrer Arbeit mehr an (Verbeke et al., 2004). Empfinden Menschen also positive Emotionen, inklusive Stolz, sind sie motivierter, Zeit und Anstrengung für eine Aufgabe aufzuwenden und Hindernisse auf dem Weg zum Ziel zu überwinden (▸ Abbildung 11).

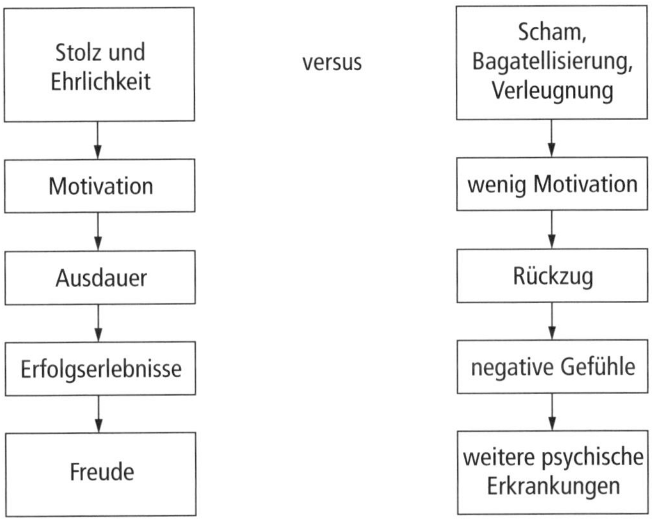

Abbildung 11: Ressourcen (links), welche die LST fördert und dem bisherigen innerpsychischen Geschehen (rechts) entgegenstellt

Die »Broaden-and-Build-Theorie« von Fredrickson (1998) postuliert zusätzlich, dass positive Emotionen das Repertoire an Gedanken und Handlungen, die einem Menschen im Augenblick im Bewusstsein zur Verfügung stehen, vergrößern (»broaden«) und somit zu Motivation und Ressourcen für die Erlangung von weiteren gedanklichen und Handlungsmöglichkeiten führen (»build«). Das heißt, wenn wir Stolz erleben, sind wir geistig freier. Diese geistige Freiheit gibt uns größeren Handlungsspielraum und mehr Motivation, um neues Verhalten auszuprobieren, welches wir, wenn es sich bewährt, unseren bisherigen persönlichen Ressourcen hinzufügen (▸ Abbildung 12).

Diese Ausführungen zeigen nochmals aus einer anderen Warte, dass die Würdigung der im Dienste der Abstinenz erbrachten Leistungen äußerst wichtig ist. In diesem Zu-

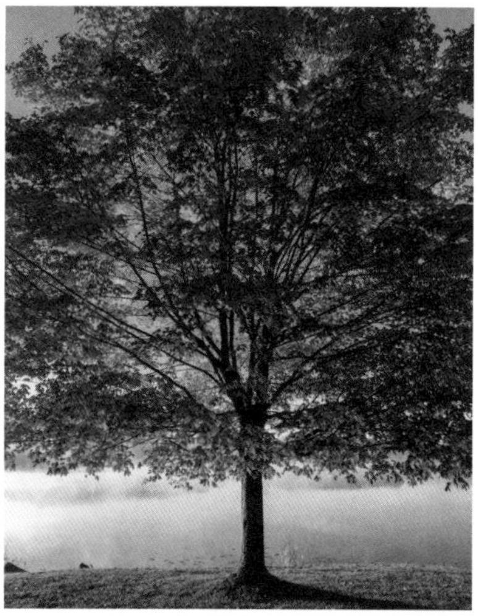

Build: Stellt Motivation und Ressource zur Erlangung weiterer Gedanken- und Handlungsmöglichkeiten zur Verfügung

Broaden: Erweitert Bewusstsein, Gedanken und Handeln

Authentischer Stolz

LST

Abbildung 12: Positive Emotionen wie Stolz und ihre positiven Auswirkungen auf Motivation, Denken und Handlungsmöglichkeiten

sammenhang kann die explizite Benennung der Adäquatheit der daraus resultierenden Emotion Stolz von großem Wert sein. Der Suchtausstiegsprozess ist beschwerlich und sehr herausfordernd. Stabile Abstinenz ist ein langfristiges Ziel, das es trotz vorläufiger Rückschläge und Einschränkungen (z. B. Konsumereignisse, Verzicht auf den Konsum, möglicherweise Kontaktabbrüche zu noch konsumierenden Freunden, Erleben negativer Gefühle) und kurzfristigen Belohnungsanreizen (Entspannung, Verdrängen negativer Gefühle durch Konsum) zu erhalten gilt. Wird den Patient_innen, aber auch den Angehörigen durch die Leistungssensible Therapie bewusst, dass sie schon bisher große Leistungen vollbracht haben und darauf stolz sein können, wird das ihre Motivation erhöhen »dranzubleiben«, auch wenn Hindernisse auftauchen. Im Sinne der »Broaden-and-Build-Theorie« wird ihnen ermöglicht, ihre persönlichen Ressourcen zu erweitern.

Merke:

Authentischer Stolz führt zu mehr Leistungsbereitschaft und Ausdauer. Zudem vergrößert er das Repertoire an Gedanken und Handlungen und generiert Motivation und Ressourcen für die Erlangung weiterer Gedanken- und Handlungsmöglichkeiten. Somit kann Stolz fundamental für einen erfolgreichen Suchtausstiegsprozess sein.

2.3 Grundlagen der Leistungssensiblen Therapie

2.3.1 Motivierende Gesprächsführung als Fundament

Die motivierende Gesprächsführung nach Miller & Rollnick (1999) hat sich international als grundlegende Methode der Gesprächsführung und als Ansatz zur Veränderung von Verhalten, Denkweisen und Einstellungen etabliert. Sie ist durch eine humanistische Haltung geprägt, bringt den Patient_innen Respekt und Achtung entgegen und will deren Autonomie fördern. Dazu ist es wichtig, das Erleben und Verhalten der Patient_innen zu verstehen und zu akzeptieren. Die motivierende Gesprächsführung ist eine wirksame Kommunikationstechnik zur Förderung von Veränderungsbereitschaft (S3-Leitlinie »Screening, Diagnose und Behandlung alkoholbezogener Störungen«[1]).

Die Leistungssensible Therapie ist maßgeblich geprägt von den Grundsätzen der motivierenden Gesprächsführung, da uns diese im Berufsalltag mit Menschen mit einer Abhängigkeitserkrankung schon lange begleitet und wir sie immer wieder als enorm hilfreich und zielführend erleben. Sie hilft Patient_innen, Ambivalenzen zu erarbeiten und aufzulösen sowie intrinsische Motivation zu erlangen, um sich dem Suchtausstiegsprozess und der Aufrechterhaltung der Abstinenz zu stellen. Für uns ist die Arbeit mit Abhängigkeitserkrankungen ohne motivierende Gesprächsführung undenkbar. Daher liegt sie der Erarbeitung des vorliegenden Therapieansatzes zugrunde und bildet auf verschiedenen Ebenen das Fundament der Leistungssensiblen Therapie. Im Folgenden werden die beiden Elemente der motivierenden Gesprächsführung, welche in die Konzipierung der Leistungssensiblen Therapie eingeflossen sind, kurz dargestellt:

- Ambivalenzen erzeugen
- Umgang mit Widerstand
- Empathie

Ambivalenzen erzeugen

In allen drei Gruppensitzungen der Kurzintervention finden sich Sequenzen, die latent vorhandene Ambivalenzen bewusst machen oder neu erzeugen:

- In der *ersten Gruppensitzung* liegt das Hauptaugenmerk auf der ambivalenten Haltung gegenüber der Abhängigkeitserkrankung. Menschen mit einer Abhängigkeitserkrankung erleben Abstinenz als Anstrengung und haben oft gleichzeitig die Überzeugung, dass Abstinenz eine Selbstverständlichkeit sein sollte – der Normalzustand. Zudem erleben sie meist enorm unangenehme Gefühle,

1 https://www.awmf.org/uploads/tx_szleitlinien/076-001l_S3-Leitlinie_Alkohol_2016-02.pdf

wie Scham und Versagensängste, auch wenn es ihnen gelingt, die Abstinenz aufrechtzuerhalten. Angemessene Gefühle für die vollbrachte Leistung wären aber positive Emotionen wie Freude, Stolz und Zuversicht.

- In der *zweiten Gruppensitzung* stehen die Vor- und Nachteile von Ehrlichkeit gegenüber nahestehenden Personen im Fokus. Die Absicht besteht darin, wirklich zu verstehen, dass es menschliche und sehr nachvollziehbare Gründe gibt, gegenüber den nahestehenden Personen nicht ehrlich zu sein, z. B. um diese zu schützen, um ihnen Kummer zu ersparen und um unangenehme Gefühle zu vermeiden.
- In der *dritten Gruppensitzung* kommen oft Ambivalenzen zum Vorschein, welche sich auf die Wünsche und Befürchtungen der Angehörigen an die Betroffenen und umgekehrt beziehen – z. B.: *Ich verstehe jetzt, dass Abstinenz keine Selbstverständlichkeit ist, und ich wünsche mir, dass du nie mehr rückfällig wirst.* Auch hier greift die motivierende Gesprächsführung, denn es ist wichtig, diese Ambivalenzen zu benennen und stehen zu lassen, ohne zu versuchen, die Angehörigen von der Leistungssensiblen Therapie zu überzeugen.

Durch eine nicht wertende und akzeptierende Haltung der Therapeut_innen kann es gelingen, dass sich die Patient_innen und ihre Angehörigen in ihren Motiven und Ambivalenzen gesehen und verstanden fühlen. Erst dadurch kann Raum für Veränderung entstehen und damit die Motivation, sich in Zukunft mit der Erkrankung nicht mehr zu verstecken. Im besten Fall bereitet dies den Boden für mehr Selbstvertrauen und Selbstwirksamkeitserleben.

Umgang mit Widerstand

Wie bereits oben beschrieben, soll die therapeutische Haltung eine nicht wertende und akzeptierende sein. Dies ermöglicht es den Patient_innen, ihre Autonomie zu wahren. Geht man davon aus, dass Widerstand durch Autonomieverletzungen entsteht, wird ihm somit bereits vorgebeugt. Falls dennoch Widerstand entsteht, wird »getanzt und nicht gekämpft«: Wir versuchen nicht mit Argumenten zu überzeugen oder lassen uns nicht auf Frage- und Antwort-Diskussionen ein, sondern wiederholen das Gesagte, formulieren um, versuchen zu verstehen, stellen offene Fragen und lassen Ambivalenzen stehen. Dies erzeugt im Gegenüber den Eindruck, verstanden zu werden, eine unabdingbare Grundlage für die Weiterarbeit.

In der dritten Gruppensitzung erleben wir den stärksten Widerstand, zumeist vonseiten nahestehender Personen. Obwohl die Inhalte zumeist einleuchtend und sehr oft berührend sind, kann bei nahestehenden Personen Druck entstehen. Und Druck erzeugt Widerstand. Auch die Angehörigen haben in der Vergangenheit im Zusammenhang mit der Erkrankung der Betroffenen viel geleistet. »Nun sollen wir plötzlich auch noch Leistungen würdigen und auf den Betroffenen stolz sein? Wieder geht es nur um den Betroffenen? Der soll doch jetzt Therapie machen und nachher gesund wieder heimkommen.« Dies sind Aussagen, die wir nicht selten zu hören bekommen. Hier ist die motivierende Gesprächsführung erneut besonders wichtig. Auch die Leistungen der Angehörigen müssen gewürdigt werden! Es ist unendlich wichtig, empathisch zu verstehen, wie schwierig die Situation für die Angehörigen ist, wie viel sie durchgemacht haben, welche Ängste – nicht selten Todesängste – sie ausgestanden haben, wie schwierig es ist, noch immer für den Betreffenden da zu sein, trotz Verletzungen und Enttäuschungen in der Vergangenheit. Auch die nahestehenden Personen müssen sich bedingungslos verstanden fühlen, um sich auf eine leistungssensible Haltung einlassen zu können.

Empathie

Die empathische Grundhaltung im Rahmen der humanistischen Psychologie ist sowohl Basis der motivierenden Gesprächsführung als auch der Leistungssensiblen Therapie. Diese einfühlende, verstehende und nicht wertende Haltung fördert im besten Fall die Empathie auf verschiedenen Ebenen. Die essenzielle Botschaft der Leistungssensiblen Therapie ist: Abstinenz ist keine Selbstverständlichkeit, sondern eine täglich zu erbringende Leistung. Wenn es gelingt, dass diese Botschaft verstanden und angenommen wird, können die Betroffenen z. B. besser verstehen, weshalb es ihnen wieder und wieder schwer fällt, abstinent zu bleiben. Sie können sich freuen, wenn die Abstinenzleistung gelingt, und diese nicht einfach als Selbstverständlichkeit bewerten. Dadurch wird die Empathie der Betroffenen für sich selbst gefördert, und ein Wachstum an Selbstmitgefühl wird möglich.

Auf einer anderen Ebene kann auch die Empathie der Therapeut_in für die Patient_in wachsen, wenn wir wirklich verstehen, wie schwierig die Situation ist, in der sich die Betroffenen befinden. Obwohl wir immer wieder miterleben, wie heftig Betroffene kämpfen, um Abstinenz aufrechtzuerhalten, ertappen wir uns selbst als Therapeut_in oft dabei, wie wir z. B. ärgerlich auf Rückfälle reagieren, besonders dann, wenn wir z. B. minutiös ein Wochenende vorbesprochen haben und es der betroffenen Person dennoch nicht gelungen ist, abstinent zu bleiben. Hier betrachten wir das Erleben und Verhalten zu sehr »durch unsere eigene Brille« und werden dadurch von unseren inadäquaten Gleichheitserwartungen geleitet. Aber für die Betroffenen ist es unendlich viel schwieriger, ihre Wochenenden zu strukturieren und auf den Konsum von Suchtmitteln zu verzichten als für Nicht-Betroffene. Für diese bedeutet Abstinenz keine Leistung. Durch unser Verstehen, wie schwierig es ist, die Abstinenz aufrechtzuerhalten, erleben wir mit der Haltung der Leistungssensiblen Therapie weniger negative Gefühle wie Frust, Enttäuschung oder Ärger. Indem wir versuchen, inadäquate Gleichheitserwartungen aufzuzeigen, wächst zudem die Empathie zwischen Angehörigen und Betroffenen. Ein besseres Verständnis für die Situationen, die Befürchtungen und die Anstrengungen des Gegenübers wird wechselseitig möglich. Durch gegenseitiges Anerkennen der jeweiligen Leistungen im Umgang mit der Abhängigkeitserkrankung kann zwischen Betroffenen und ihren nahestehenden Personen ein Milieu der gegenseitigen positiven Verstärkung entstehen. Im besten Fall ist es dadurch möglich, Vertrauen wiederherzustellen, und damit die Möglichkeit für tragfähige, von Ehrlichkeit, Respekt und Toleranz geprägte Beziehungen zu schaffen.

Merke:
Die motivierende Gesprächsführung bildet die Grundlage der Leistungssensiblen Therapie. Wichtige Elemente sind hierbei (► Abbildung 13):
- Erzeugen von Ambivalenzen
- Umgang mit Widerstand
- Empathie

LST		
Empathie	Ambivalenzen erzeugen	Umgang mit Widerstand

Abbildung 13: Motivierende Gesprächsführung – das Fundament der Leistungssensiblen Therapie

2.3.2 Leistungssensible Therapie und Bindung

In unserer Kultur gilt laut Sue Johnson (2011) die Vorstellung, dass wir als reife erwachsene Menschen unabhängig und auf niemanden angewiesen sein sollten. Bei uns wird in der therapeutischen Arbeit viel Wert auf Selbstregulation gelegt: Die Patient_innen sollen kompetenter werden darin, unangenehme Gefühle und Situationen auszuhalten, Skills erlernen, um sich selber besser regulieren zu können – und dies am besten, ohne auf andere Menschen angewiesen zu sein. Wir sind überzeugt, dass dies wichtige Therapieinhalte sind.

Auf der anderen Seite würde kein gesunder Erwachsener einem Kind, das traurig ist, zu verstehen geben, dass es allein mit diesem Gefühl fertig werden soll. In einem mitfühlenden Gegenüber entsteht automatisch das Bedürfnis, das Kind in den Arm zu nehmen, es zu trösten, ihm gut zuzusprechen und zu vermitteln, dass es in Ordnung ist, traurig zu sein, und dass dieses Gefühl wieder vorübergeht.

Wir sind überzeugt, dass wir mit dem Erwachsenwerden nicht einfach aufhören, auf mitfühlende, verständnisvolle Gegenüber angewiesen zu sein. Gerade in schwierigen Situationen ist es unglaublich heilsam, von einem zugewandten Menschen verstanden und gehalten zu werden. Im Idealfall sind wir sicher gebunden und tragen somit positive, verlässliche Beziehungserfahrungen in uns. Menschen mit Abhängigkeitserkrankungen sind gemäß Flores (2013) in den meisten Fällen nicht sicher gebunden. Selbstregulation gelingt jedoch besser, je sicherer und stabiler die frühe Bindung gewesen ist.

Auch Johnson (2011), die eng mit John Bowlby, dem Begründer der Bindungstheorie zusammenarbeitete, beschreibt eindrücklich, dass das Angewiesen-Sein auf mindestens eine verlässliche, sichere Bindung nicht mit dem Erwachsenwerden aufhört. Verfügen wir über gute Bindungen, fühlen wir uns generell sicherer und sind auch besser in der Lage, Unterstützung zu suchen. Mit einem Gefühl von Verbundenheit, können wir uns selbst besser verstehen und uns auch positiver sehen.

»Menschen sind unheilbar sozial.« Dieser Satz unseres geschätzten Supervisors Hugo Lüscher begleitet uns nun schon viele Jahre, und wir sehen ihn immer wieder bestätigt. Viele unserer Patient_innen absolvieren eine tolle Therapie, fühlen sich im Patient_innen-Kollektiv aufgehoben, haben rund um die Uhr eine Ansprechperson, wenn sie dies wünschen, sind mit dem Klinikeintritt automatisch in ein soziales Gefüge eingebettet. Und viele fallen nach dem Therapieende in alte Muster zurück und berichten, dass sie es nicht geschafft haben, eine Tagesstruktur aufrechtzuerhalten. Dass es nicht gelungen sei, sich anderen Menschen mitzuteilen und um Hilfe zu bitten. Dass das Gefühl von Einsamkeit überwältigend geworden sei. Wir sind überzeugt, dass die Bindung zu anderen wichtigen Menschen maßgeblich dazu beiträgt, langfristig die Abstinenz aufrechterhalten zu können.

Flores (2013, S. 32) schreibt folgende Prämisse, die unsere Überzeugung unterstreicht: »Drogenkonsumenten sind und bleiben anfällig für den Rückfall in ihr altes Konsumverhalten, solange sie es nicht fertigbringen, wechselseitig befriedigende Beziehungen zu entwickeln.« Eine Abhängigkeitserkrankung sei demnach eine Folge und eine dysfunktionale Lösung des Problems, dass es an befriedigenden Beziehungen fehle. Das Suchtmittel stelle eine zerstörerische primäre Bindung dar. Soll die Behandlung erfolgreich sein, müsse demnach der Akzent auf der Fähigkeit liegen, Bindungen zu anderen Menschen einzugehen und dennoch das Gefühl der Eigenständigkeit zu wahren. Auch müssen sie gemäß Flores (2013) lernen, dass Beziehungen wechselseitig sind und nicht nur durch eine Person bestimmt werden. Beziehungen müssen demnach für beide Beziehungspartner befriedigend sein.

Die Leistungssensible Therapie trägt unserem menschlichen Urbedürfnis nach Bindung Rechnung. Sie unterstützt sowohl Betroffene als auch Angehörige darin, Beziehungen (wieder)aufzunehmen und diese Beziehungen durch ein besseres Verständnis für das Gegenüber zu tragfähigeren und offeneren Beziehungen wachsen zu lassen.

An der dritten Sitzung der Leistungssensiblen Therapie nehmen Betroffene und ihre nahestehenden Personen gemeinsam teil. Die Betroffenen werden ermutigt, so viele vertrauenswürdige, nahestehende Personen wie möglich zu dieser Sitzung einzuladen. Durch das Einladen von ihnen nahestehenden Personen zur dritten Gruppensitzung überwinden die Betroffenen eine wichtige Hürde. Dies ist oft verbunden mit Widerstand aufgrund von Schamgefühlen und nicht selten auch Ängsten, z. B. der Angst, enttäuscht zu werden, der Angst vor Ablehnung, Vorwürfen und Kritik. Gelingt es den Betroffenen, diese Hürde zu überwinden, kann sich ein Gefühl von Zufriedenheit, Vorfreude und vielleicht auch Stolz einstellen, diesen wichtigen Schritt geschafft zu haben.

Erfahrungsgemäß reagieren viele nahestehende Personen positiv auf die Einladung. Auch sie erleben schwierige Gefühle in Bezug auf die Abhängigkeitserkrankung des Angehörigen. Dies sind nicht selten Angst vor drohendem Beziehungsverlust und Einsamkeit. Nahestehende Personen sind allein mit ihrem Wissen über die Erkrankung und versuchen dieses Wissen möglichst geheim zu halten, weil auch sie sich schämen. Sie benennen zuweilen das Gefühl, ungerecht behandelt zu werden, da die Betroffenen während der Therapie viel Aufmerksamkeit und Zuwendung erhalten und durch die Krankschreibung viel Zeit haben, sich mit sich und ihren Problemen auseinanderzusetzen. Gelingt es ihnen nicht, für sich selbst Hilfe in Anspruch zu nehmen, bleiben sie mit ihren Gefühlen oft allein und fühlen sich im Stich gelassen. Die Leistungssensible Therapie nimmt die Bedürfnisse und das Erleben der Angehörigen ernst. Ihr Einbezug bedeutet für alle Beteiligten die Möglichkeit, den Grundstein für eine offenere Begegnung, gegenseitiges Verständnis und Wertschätzung zu legen, oft verbunden mit einem Wachstum der gegenseitigen Zuneigung.

In der dritten Gruppensitzung wird viel Wert darauf gelegt, dass sich die Betroffenen und die nahestehenden Personen wirklich verstehen. Dadurch dass einerseits inadäquate Gleichheitserwartungen aufgezeigt werden und somit auf die unterschiedlichen Erlebenswelten von Betroffenen und Nicht-Betroffenen eingegangen wird, kann Verständnis für die Situation der jeweils anderen wachsen. Und durch das Formulieren und wertungsfreie Annehmen der Wünsche und Befürchtungen sowohl aller Betroffenen als auch ihrer nahestehenden Personen kann eine Beziehung auf Augenhöhe entstehen. Oft werden in dieser Sitzung Gefühle und Überlegungen formuliert, die äußerst berührend und wichtig für das gegenseitige Verständnis und somit das Aufrechterhalten der Beziehung sind. In der dritten Sitzung nehmen Beziehungen häufig eine wichtige Wendung, indem eine differenziertere Sichtweise der Erlebenswelt des Gegenübers gelingt. Dies ist unabdingbar dafür, dass Betroffene und nahestehende Personen sich zukünftig leistungssensibel und wertschätzend begegnen. Denn es gilt (Lewis, 1996, zit. nach Flores, 2013, S. 32):

> »Bindung ist nicht nur eine gute Idee –
> sie ist ein Gebot.«

Merke:
Menschen sind auch im Erwachsenenalter auf sichere Bindungen angewiesen. Unterstützende Beziehungen tragen maßgeblich zum Aufrechterhalten der Abstinenz bei.

2.3.3 Erklärungsmodell nach Fleckenstein, Fleckenstein-Heer und Lüddeckens

Reduziertes Modell mit drei intrapsychischen Anteilen

Unser Erklärungsmodell zur Therapie von Abhängigkeitserkrankungen orientiert sich an den Modellen der Schematherapie nach Young et al. (2008) und ist bewusst reduziert auf *drei innere Anteile* (► Abbildung 14). Es hat gerade nicht den Anspruch, die gesamte Komplexität der Einflussfaktoren auf die Entstehung und Therapie von Abhängigkeitserkrankungen zu erfassen. Das Erklärungsmodell will vereinfachen und genau dadurch Klarheit erzeugen. Intrapsychische Anteile und die jeweiligen Funktionen werden darin grafisch dargestellt, stehen miteinander in Kontakt und wirken aufeinander ein. Den Autor_innen ist bewusst, dass zum Verständnis vieler innerpsychischer Vorgänge und Konflikte die Berücksichtigung weiterer innerer Anteile (z. B. des »inneren Kritikers«) notwendig ist. Dafür existiert im klinischen Setting ein komplexeres Erklärungsmodell. Der Einbezug des inneren Kritikers ist vor allen Dingen dort unabdingbar, wenn es um die schädlichen Auswirkungen durch Selbststigmatisierung der betroffenen Personen geht.

Zur Erläuterung des leistungssensiblen Gedankens ist das Basiserklärungsmodell jedoch ausreichend und sehr hilfreich. Es besteht zunächst aus drei Teilen, die in unterschiedlicher Ausprägung wohl in allen Menschen anzutreffen sind:

- Erwachsenen-Ich
- Süchtigen-Ich
- Bedürftiges Kind-Ich

Bedürftiges Kind-Ich: Steht für die Bedürfnisse und ist somit ein ganz wichtiger und gesunder Anteil in uns. Zeigt an, was wir in bestimmten Situationen brauchen und was uns gut tun würde. Diesem Anteil geht es zunächst einmal um Befriedigung des jeweiligen Bedürfnisses und nicht darum, wie genau dies geschieht.

Süchtigen-Ich: Der Teil in uns, der sich nach dem siebten auch noch das achte Bonbon erlaubt. Bietet dem bedürftigen Kind-Ich den Suchtmittelkonsum als Lösung für die Befriedigung der jeweiligen Bedürfnisse an. Da das Suchtmittel sehr schnell und intensiv wirkt, hat es starke »Argumente«. Das Süchtigen-Ich hat bei Menschen mit einer Abhängigkeitserkrankung häufig jahrelang das Erwachsenen-Ich »beherrscht«. Es ist also davon auszugehen, dass dieser innere Anteil seine Position mit Vehemenz verteidigt.

Erwachsenen-Ich: Versteht, dass der Suchtmittelkonsum nur kurzfristig eine Lösung im Umgang mit den jeweiligen Bedürfnissen ist und langfristig eine Selbstvergiftung darstellt. Es will gesund leben und Verantwortung für sich übernehmen. Es will das »Süchtigen-Ich« stoppen und begrenzen und sich auf gesunde Weise um die Bedürfnisse des »bedürftigen Kind-Ichs« kümmern.

Das Aufeinandertreffen dieser drei Anteile in uns veranschaulicht sehr gut, welche Herausforderungen das Erwachsenen-Ich zu meistern hat. Um dauerhafte Abstinenz zu erreichen, muss es anhaltend und auch in sehr belastenden Situationen stark genug sein oder werden, um das Süchtigen-Ich zu kontrollieren und zu begrenzen. Zudem – und das wird oft vergessen – muss es in der Lage sein, die aktuellen Bedürfnisse ohne Zuhilfenahme des Suchtmittels zu befriedigen. Es muss also zwei Leistungen erbringen:

- Kontrolle des Süchtigen-Ichs
- Suchtmittelfreie Bedürfnisbefriedigung, Selbstberuhigung und Tröstung

Bei Menschen mit einer Abhängigkeitserkrankung ist zu beobachten, dass der Suchtmittelkonsum im Verlauf der Erkrankung im generellen Sinn der Emotionsregulation dient. Wurde der Konsum zu Beginn der Erkrankung noch hauptsächlich zur Regulation *spezifischer* Emotionen oder Zustände (z. B. Entspannung nach stressigen Arbeitstagen, Enthemmung in sozialen Situationen) genutzt, wird er im Verlauf zum hilfreichen Steuerungselement *fast aller* Emotionen. Jeder Zustand, jedes Gefühl kann durch den Konsum von Suchtmitteln verstärkt, gemildert, verdrängt oder beeinflusst werden. Dieses breite Wirkungsspektrum ist eine der wichtigen und attraktiven Eigenschaften von Suchtmitteln.

Dazu kommt, dass Suchtmittel sehr schnell und sehr intensiv wirken. Genau deshalb hat es das Erwachsenen-Ich so schwer. Es tritt mit dem Süchtigen-Ich gegen einen »Gegner« an, der die »passende« Antwort auf sehr viele verschiedene Bedürfnisse (z. B. Trost, Spaß, Entspannung, Selbstwertsteigerung) sehr schnell, sehr intensiv und verlässlich bietet. Ist das Erwachsenen-Ich in der Lage, das Süchtigen-Ich zu dominieren und zu begrenzen, kann es den Einsatz von Suchtmitteln also stoppen, dann hat es

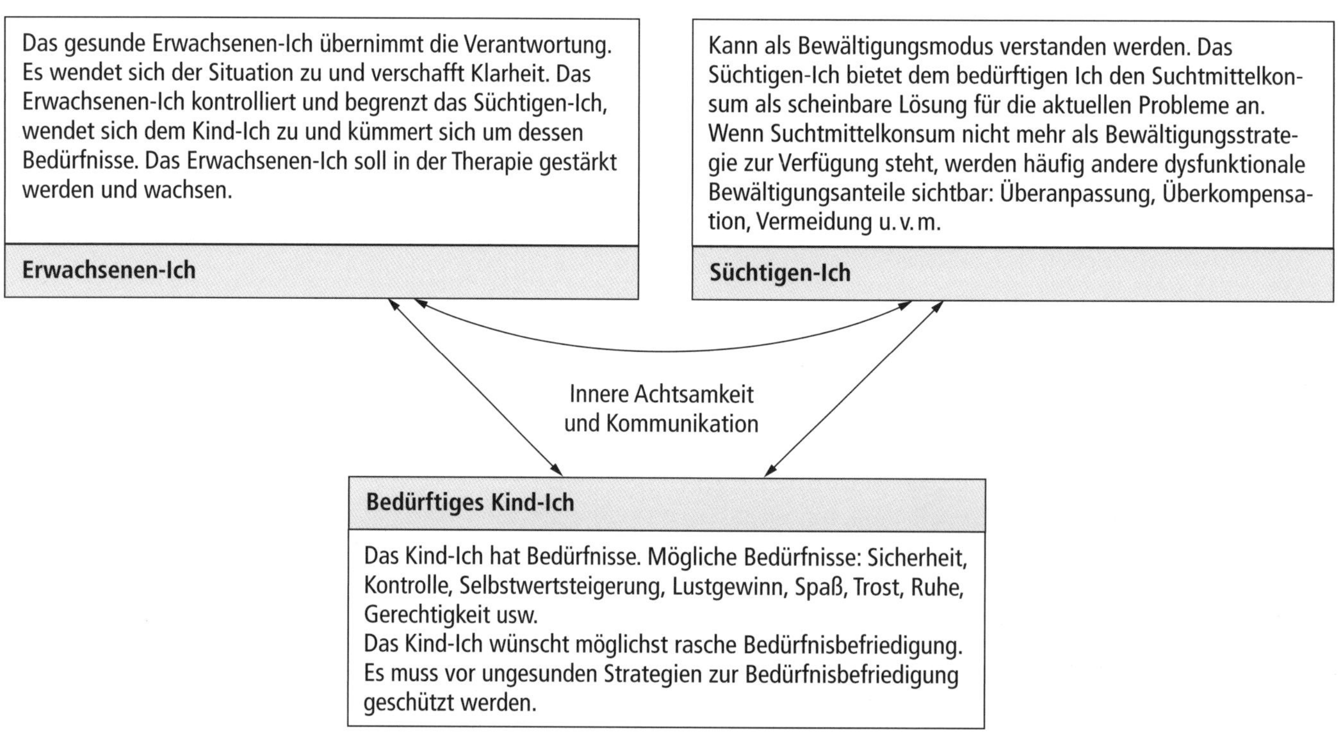

Abbildung 14: Erklärungsmodell zur Therapie von Abhängigkeitserkrankungen

zusätzlich noch die Herausforderung zu bewältigen, das jeweilige Bedürfnis hinter dem Konsumverlangen zu befriedigen. Beispielsweise kann die Anspannung nach einem langen Arbeitstag nicht mehr mittels einer Flasche Wein in kurzer Zeit und mit wenig Aufwand effektiv beseitigt werden. Nun muss das Erwachsenen-Ich mittels gesunder Strategien (z. B. Spaziergang, Joggen, Entspannungsübungen) den Versuch unternehmen, die Anspannung zu reduzieren. Dabei wird es die entspannende Wirkung langsamer und weniger effektiv erzeugen können als das Süchtigen-Ich durch den Suchtmittelkonsum. Es entsteht ein wahrnehmbares Entspannungsdefizit. Dieses gilt es auszuhalten und langfristig zu akzeptieren. Anhand dieses einen Beispiels lässt sich einschätzen, welche außergewöhnlichen Abstinenzleistungen dem Erwachsenen-Ich dauerhaft abverlangt werden, soll es im Suchtausstiegsprozess Erfolg haben.

Um das »Selbstmitgefühl-Ich« erweitertes Modell

Die Leistungssensible Therapie will das innere Milieu, in dem die drei genannten Anteile aufeinandertreffen, durch die Haltungsänderung so verändern, dass das Erwachsenen-Ich sich langfristig den dauerhaft zu erbringenden Abstinenzleistungen gewachsen fühlt. Die Haltungsänderung in Richtung Leistungssensibilität kann zu einer inneren »vierten Instanz« führen, die sich empathisch dem Erwachsenen-Ich zuwendet. Diese weiß um die Leistungen, die das Erwachsenen-Ich stemmen muss, und wirkt auch in Momenten der Überforderung und des Konsumverlangens akzeptierend und verständnisvoll auf das Erwachsenen-Ich ein. Wir nennen diesen vierten Teil »Selbstmitgefühl-Ich« (▶ Abbildung 15).

Gelingt es Menschen mit einer Abhängigkeitserkrankung nicht, zu einer konstruktiven Haltung gegenüber ihrer Erkrankung zu finden, sind oftmals Scham- und Schuldgefühle zu beobachten, die eher zu Selbstkritik und Selbstverachtung führen. Wir sind überzeugt, dass diese Denkmuster oder Kognitionen die Aufrechterhaltung der Abstinenzmotivation langfristig nahezu verunmöglichen. Bitte beachten Sie im Hinblick auf die Thematik Selbstmitgefühl vs. Selbstkritik das Kapitel 6 (»Ausblick«).

Selbstverständlich sind Erklärungsmodelle zunächst einmal theoretische Konstrukte. Wir sind jedoch davon überzeugt, dass sie äußerst hilfreich dabei sind, Zusammenhänge verstehbar zu machen. Auch der Hintergrund und die Wirkweise der Leistungssensiblen Therapie lassen sich auf diese Weise sehr gut veranschaulichen.

Merke:

Die leistungssensible Haltung erlaubt es betroffenen Personen während ihres Suchtausstiegsprozesses, sich selbst gegenüber mitfühlend, akzeptierend und verständnisvoll aufzutreten im Wissen um die außergewöhnlichen Leistungen, die sie für die Aufrechterhaltung oder Wiederherstellung der Abstinenz zu erbringen haben. Gerade in belastenden Situationen, bei Konsumverlangen oder nach einer Konsumkrise ist dies von besonderer Bedeutung. Die leistungssensible Haltung ist somit eine wichtige Alternative zu einer Haltung der Selbstkritik und Selbstverachtung, die die Aufrechterhaltung der Abstinenzmotivation erschwert.

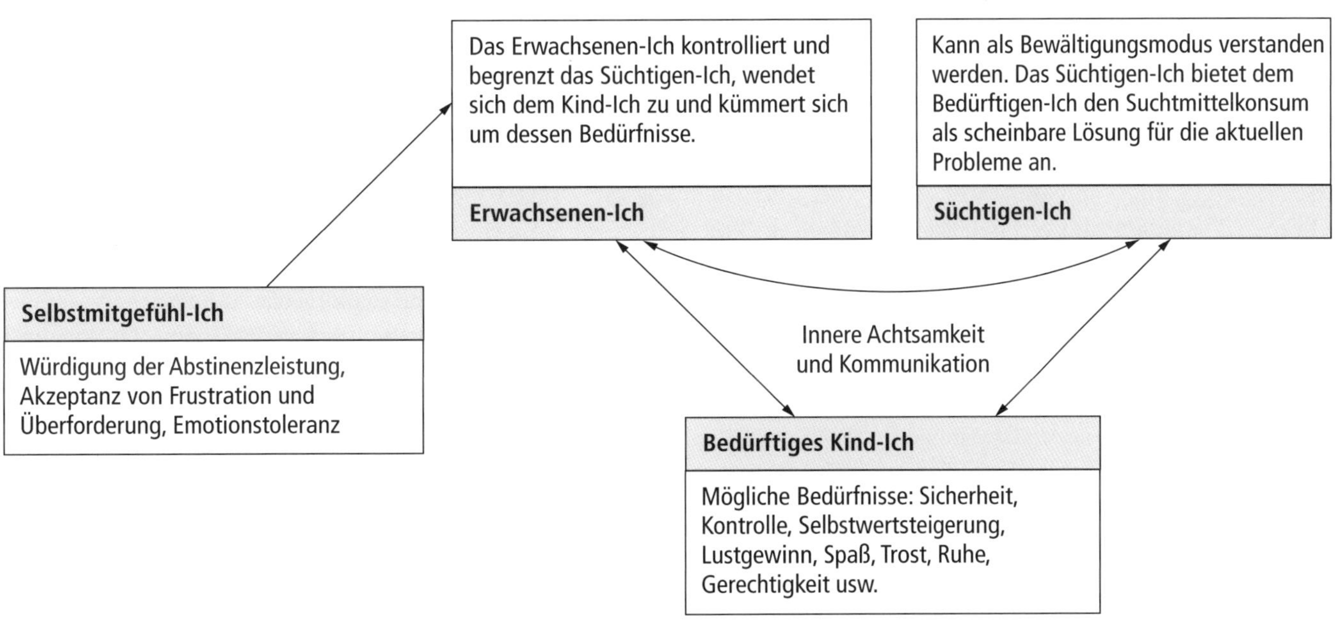

Abbildung 15: Erweitertes Erklärungsmodell nach Fleckenstein, Fleckenstein-Heer, Lüddeckens und Leiberg

2.4 Leistungssensible Therapie, Abhängigkeitserkrankungen und Trauma

> »Traumaüberlebende streben nach Gesundheit [...] sie wollen Sinn und Ganzheit von Persönlichkeit und Lebensweg wiedererlangen.«
> *Wilson (2006; Übers. d. Autoren)*

In den letzten Jahren hat das Wissen um die Zusammenhänge von (kindlicher) Traumatisierung und späterer Suchtentwicklung stark zugenommen. Bei schweren Formen von Abhängigkeiten spielen traumatische Ereignisse oder belastende kindliche Erfahrungen wie körperliche Gewalt, körperliche Vernachlässigung, emotionale Vernachlässigung, emotionaler Missbrauch oder sexueller Missbrauch häufig eine Schlüsselrolle. Dem Suchtmittel kommt allermeist die Funktion der Selbstmedikation zu, wie Khantzian (1997) ausführlich beschrieben hat. Die Suchtentwicklung ist in diesen Fällen eine frühere Lösung, die heute zum Problem geworden ist.

Die Häufigkeit einer posttraumatischen Belastungsstörung (PTBS) ist nach Driessen et al. (2008) bei Alkoholabhängigkeit (15 %) oder Drogenabhängigkeit (30 %) massiv gegenüber derjenigen der Allgemeinbevölkerung (2,3 – 3,5 %) erhöht. Bei stationär behandelten Patient_innen mit einer Abhängigkeitserkrankung findet sich nach Wilson (2006) in 25 – 58 % eine komorbide PTBS und in bis zu 80 % eine Komorbidität mit einer Traumafolgestörung. Umgekehrt ist die Häufigkeit einer Abhängigkeitsdiagnose bei Patient_innen mit PTBS um ein Vielfaches gesteigert (PTBS und komorbider Alkoholmissbrauch 51,9 % der Männer und 27,9 % der Frauen) (Brady, 1997).

Das Zusammentreffen von Traumatisierungen und Abhängigkeitserkrankungen führt zu einem früheren Konsumbeginn. Häufig werden unterschiedliche Suchtmittel konsumiert, und der Schweregrad der Sucht ist deutlich stärker ausgeprägt; ebenso ist die psychische Belastung bei dieser Population erheblich erhöht. Die Betroffenen kommen häufiger mit dem Gesetz in Konflikt, befinden sich öfters in Therapien und brechen diese häufiger ab (Potthast & Catani, 2012).

Auf dem Boden einer unterschiedlichen genetischen Ausstattung führen belastende Kindheitserfahrungen zu einer allgemein erhöhten psychischen Verwundbarkeit und zu einer verringerten Stresstoleranz.

Die belastenden Kindeserfahrungen finden in der Regel im häuslichen Umfeld statt. Viele Patient_innen kommen aus hochgradig belasteten, problematischen Familienverhältnissen mit instabilen Bezugspersonen, Gewalt und anders gearteten Übergriffen. In einem Klima der ständigen Gefährdung kommt es zu einer chronischen Stressreaktion, die ihrerseits wieder neuroendokrinologische Anpassungsprozesse hervorruft. Diese Anpassungsprozesse führen zu einer deutlich erhöhten inneren Anspannung (»Distress«), die mit Alkohol oder anderen Substanzen »behandelt« wird. Die vermutlich genetisch bedingte hohe Wirksamkeit von z. B. Alkohol oder Opiaten führt dazu, dass dieser Versuch der Selbstmedikation immer wieder repliziert wird und es somit zum bekannten Phänomen der Gewöhnung und schließlich der Abhängigkeit kommt. Durch diese enge Verschränkung lassen sich initial traumaassoziierte Phänomene wie z. B. Übererregbarkeit (»Hyperarousal«), Schreckhaftigkeit oder allgemeine Anspannung nicht mehr von eigentlichem Konsumverlangen (»Craving«) unterscheiden. Traumatisierte Menschen leiden häufig unter starken Schuld- und Schamgefühlen. Wiederholt erlebte Hilflosigkeit und Ohnmacht im Zusammenhang mit traumatischen Erlebnissen können in der Folge zu einem Selbstbild mit geringer Selbstwirksamkeit und Passivität führen.

Genau hier setzt die Leistungssensible Therapie an. Sie anerkennt die enorme Leistung, die für die Abstinenz oder Konsumreduktion erbracht wird. Der suchtmittelfreie Umgang mit innerer Anspannung, unangenehmen Gefühlen, belastenden Erinnerungen oder aversiven Körperempfindungen wird in diesem Zusammenhang als persönliche Leistung attribuiert. Dieses Prinzip wird auch auf das Bewältigen/Aushalten primär traumassoziierter Symptome angewendet. Durch die Vermittlung einer positiven, von Stolz geprägten (leistungssensiblen) Haltung werden die Patient_innen ermächtigt, ihre Leistung auf dem Weg der Bewältigung trauma- und suchtassoziierter Symptome und der Heilung bzw. Erholung zu erkennen und zu würdigen. Der Erfahrungsaustausch im Gruppensetting und das Erleben der unterstützenden und sicheren Gruppenatmosphäre leisten einen wesentlichen Beitrag zur Überwindung von Schuld- und Schamgefühlen. Die Transformation des Selbstbildes vom passiven Opfer hin zum aktiv Handelnden ist ein Zeichen einer gelungenen Therapie.

2.5 Neurobiologische Erklärungen abstinenzbezogener Leistungen

Unser Gehirn hat sich evolutionär so entwickelt, dass es lebenssichernde Verhaltensweisen wie Essen, Trinken und Sexualität als angenehm und wichtig markiert. Auch soziale und kulturelle Aktivitäten, welche uns guttun, werden so markiert. Als neurobiologischer »Markierungsstoff« gilt das Dopamin in bestimmten Teilen des mesokortikolimbischen Systems – dopaminerge Neurone des sich im Mittelhirn befindenden ventralen Tegmentum projizieren zum präfrontalen Kortex, zur Amygdala und zum dorsalen und ventralen Striatum, insbesondere zum Nucleus accumbens.

Die dopaminerge Aktivität in diesem System als Reaktion auf evolutionär wichtige Stimuli ist notwendig

- zum einen für assoziative Lernprozesse, d. h. für das Erkennen und Erinnern, dass bestimmte Umgebungsreize das Auftreten dieser wichtigen und als angenehm empfundenen Stimuli vorhersagen,
- zum anderen für Motivationsprozesse, d. h. für Annäherungs- und Konsumationsverhalten.

Die Folge ist eine gesteigerte Aufmerksamkeit auf diese Stimuli sowie Gefühle des »Wollens«. Das Gehirn lernt auf diese Weise, welche Verhaltensweisen aufgrund ihrer Wichtigkeit für das Wohlbefinden wiederholt werden sollen und in welchen Umgebungen solche Verhaltensweisen zumeist zielführend sind. Die Wahrscheinlichkeit, diese Verhaltensweisen zu wiederholen, steigt (Soyka & Zieglgängsberger, 1999): Die Joggingrunde nach einem anstrengenden Arbeitstag, das gute Essen zusammen mit Freunden, die Zufuhr von Flüssigkeit an einem Hitzetag, die Nähe zu anderen Menschen als Voraussetzung für Schutz und Fortpflanzung.

Entgegen früherer Annahmen (Wise, 1985) ist Dopamin jedoch *nicht* am Entstehen des mit »Mögen« assoziierten Gefühls beteiligt; dieses wird nach heutigem Kenntnisstand durch opioide und endocannabinoide Aktivität in einem Netzwerk kleiner, distinkter neuronaler »Hotspots« im orbitofrontalen Kortex, in der Insel, dem anterioren Zingulum, dem Nucleus accumbens und dem ventralen Pallidum erzeugt (Berridge & Kringelbach, 2015).

Aktuelle neurobiologische Modelle über die Rolle von Dopamin bei der Entstehung von Abhängigkeitserkrankungen betonen dessen Einfluss auf die Anreizmotivation und auf Lernprozesse (Berridge & Robinson, 2016; Schultz, 2007; Wise, 2004). Nach diesen Modellen haben psychotrope Substanzen die gleiche Wirkung auf das dopaminerge mesokortikolimbische System wie belohnende biologische Stimuli – nur extrem viel stärker: Psychotrope Substanzen führen im Vergleich zu belohnenden biologischen Stimuli zu einer über physiologische Grenzen hinausgehenden und länger anhaltenden Dopaminausschüttung (Kalivas & O'Brien, 2008).

Gemäß der *Anreizsensitivierungshypothese* wird das Dopaminsystem durch Einnahme psychotroper Substanzen überdauernd sensitiviert, besonders wenn diese über längere Zeit hoch dosiert und mit Unterbrechungen konsumiert werden (Robinson & Becker, 1986). Auf neuronaler Ebene entspricht diese Sensitivierung unter anderem einer erhöhten Dopaminausschüttung, einer strukturellen Veränderung mesolimbischer Neurone sowie einer Veränderung anderer Neurotransmittersysteme. Funktional bedeutet dies, dass substanzbezogenen Reizen, seien es Flaschen, Spritzen, Zigaretten, und Kontextreizen, wie der Stammkneipe oder dem Geruch der Substanz, eine immer größere Wichtigkeit und damit Anreizsalienz zugeschrieben wird.

Mit fortschreitender Abhängigkeit werden immer mehr Reize mit dem Suchtmittel assoziiert und im Gedächtnis abgespeichert. Die Betroffenen erleben ein immer stärkeres Verlangen nach dem Suchtmittel. Sie reagieren hinsichtlich des Suchtmittels nicht mehr willentlich und zielgeleitet, sondern zwanghaft und gesteuert durch Umgebungsreize, welche in der Vergangenheit mit dem Konsum in Beziehung gebracht worden sind. Das mesokortikolimbische Dopaminsystem wird hyperreaktiv auf substanzbezogene Reize und Kontexte. Dieser intensive Fokus, dieses Verlangen, ist den Betroffenen häufig nicht bewusst.

Auf der bewussten Ebene berichten viele Betroffene, dass sie das Suchtmittel nicht mehr konsumieren möchten und auch kein Verlangen danach spüren. Dennoch sind auf neuronaler Ebene die Korrelate einer erhöhten Anreizsalienz, z. B. erhöhte Dopaminausschüttung, nachweisbar und auf Verhaltensebene Rückfälle in alte Konsummuster zu beobachten. Die Betroffenen können sich diese Rückfälle dann meist nur mit »Willens- oder Charakterschwäche« erklären, was zu Selbststigmatisierung, Scham- und Schuldgefühlen führt. Anreizsensitivierung scheint eine lang anhaltende Veränderung des neuronalen Motivationssystems zu sein, welche auch nach Beendigung des Substanzkonsums anhält. Es gibt Hinweise, dass die Sensitivierung nach Erreichen der Abstinenz sogar für eine gewisse Zeit noch weiter ansteigt (Paulson & Robinson, 1995; Pickens et al., 2011). Es ist noch nicht geklärt, ob die Anreizsensitivierung vollständig reversibel ist oder eine permanente Veränderung des mesokortikolimbischen Systems darstellt.

Neben einer Überreaktion auf das Suchtmittel und auf damit assoziierte Reize hat die Sensitivierung des dopaminergen Systems auch zur Folge, dass natürliche Verstärker, wie z. B. Essen oder soziale Kontakte, an Bedeutung verlieren (Volkow et al., 2011): Das neuronale Motivationssystem stumpft gegenüber weniger intensiven Reizen (alltägliche, das Wohlbefinden steigernde Verhaltensweisen und Eindrücke) ab. Mit fortschreitender Abhängigkeit werden also gesunde Strategien mit Belohnungswert immer unwichtiger, um dieses System zu stimulieren. Auch Gedächtnisprozesse und die an ihnen beteiligten Gehirnstrukturen, wie der Hippokampus, die Amygdala und das dorsolaterale Striatum, werden durch die Entwicklung einer Abhängigkeit verändert: Das Konsumverhalten unterliegt zunächst einer willentlichen, durch deklaratives Wissen gesteuerten Kontrolle, automatisiert sich später aber und wird dann von Gewohnheiten, einfachen Reiz-Reaktions-Kopplungen gesteuert. Auf Gehirnebene entspricht dies einer Verlagerung vom Hippokampus zum dorsolateralen Striatum.

Psychotrope Substanzen, aber auch Stress und negative Emotionen, verstärken das Gedächtnis für Gewohnheiten, sodass die assoziativen Kopplungen zwischen substanzgebundenen Reizen und Konsumreaktion verstärkt gespeichert werden (Goodman & Packard, 2016). Dies erklärt, warum akuter und chronischer Stress und Angst häufig zu Rückfällen führen. Die Umkehrung oder Löschung dieses verstärkten Gewohnheitsgedächtnisses ist Gegenstand aktueller Forschung. Studien deuten darauf hin, dass eine Umkehrung vielleicht möglich ist (Rueda-Orozco et al., 2008).

Das starke Gewohnheitsgedächtnis und die neuronale Hyperreaktivität für abhängigkeitsbezogene Reize erzeugen einen »energetischen Sog«, der den Betroffenen immer wieder zum Konsum animiert. Dieser »energetische Sog« oder die Hyperreagibilität des mesokortikolimbischen Systems auf neuronaler Ebene ist es, den die Gummibandanalogie (► Kapitel 1.1) oder die Metapher der Anziehungskraft zwischen Flugzeug und Erde (► Kapitel 1.2) veranschaulichen. Gelingt es nicht, diesem Sog rechtzeitig gesunde Strategien und Lebensinhalte entgegenzusetzen, wird das ganze Leben inhaltlich dem Konsum angepasst, und alle anderen Lebensinhalte werden an den existenziellen Rand gedrängt beziehungsweise ganz aufgegeben.

Wer längerfristig so lebt, läuft Gefahr, dass der Suchtmittelkonsum zum einzigen Lebensinhalt wird. Und diesen auch noch aufzugeben wird zu einer existenziellen Entscheidung. Doch das allein ist es noch nicht, was die unglaubliche Herausforderung eines Ausstiegs aus der Abhängigkeit begründet. Es gilt nicht nur der starken neurobiologisch verankerten Fixierung auf den Konsum zu widerstehen. Wer den Konsum voller Mut und Entschlossenheit unterbricht, leidet darüber hinaus unter psychischem und körperlichem Stress. Die Entzugssymptomatik und das damit einhergehende starke Unwohlsein fordert den Betroffenen zusätzlich. Auf neuronaler Ebene ist bekannt, dass die Stärke des Verlangens nach dem Suchtmittel nicht nur vom Anreizwert des substanzbezogenen Reizes abhängt, sondern auch vom gegenwärtigen Zustand des dopaminergen Systems einer Person. Neben dem Konsum eines Suchtmittels führen Stress und emotionale Aktivierung (auch durch positive Ereignisse) zu erhöhter dopaminerger Reaktivität. Das bedeutet: Stress und Unwohlsein, welche der Entzug hervorruft, können das Verlangen nach dem Suchtmittel ihrerseits erhöhen (Robinson & Berridge, 2013). Durch ihre Abstinenzentscheidung sind Betroffene womöglich zunächst mit noch größerem Verlangen konfrontiert.

Wie oben erwähnt, sind die neuronalen Veränderungen im mesokortikolimbischen Dopaminsystem lang anhaltend, wenn nicht gar irreversibel. Das bedeutet, dass das neuronale Motivationszentrum den Suchtmittelkonsum auch nach vielen Jahren noch als wirksamen Weg zu Wohlbefinden abgespeichert hat und entsprechend als Lösungsweg zur Emotionsregulation anbietet. Eindrücklich zeigt sich das bei Personen, bei denen ein Ausrutscher nach langjähriger Abstinenz diesen Mechanismus reaktiviert und die das Verlangen sehr schnell wieder ähnlich intensiv wie in der aktiven Abhängigkeit erleben.

Es ist kein Marathon, der da auf den Betroffenen wartet. Es sind viele Marathonläufe nacheinander. Jedem und jeder, der oder die sich auf diesen Weg begibt, gebührt Respekt und Anerkennung!

3 Durchführung des Therapieprogramms

3.1 Aufbau des Programms

Die Leistungssensible Therapie wurde als Kurzintervention konzipiert und ist aus drei Gruppensitzungen aufgebaut. Die ersten beiden Gruppensitzungen richten sich an Betroffene einer Abhängigkeitserkrankung, die dritte Sitzung ist ein Angehörigenabend, an welchem zusätzlich nahestehende Personen der Betroffenen eingeladen werden. Es hat sich bewährt, die erste und zweite Gruppensitzung im Abstand von einer Woche anzubieten und die zweite und dritte Gruppensitzung im Abstand von 2 Wochen. Die etwas längere Pause zwischen den letzten beiden Gruppensitzungen ist hilfreich, damit die Betroffenen Zeit haben, um möglichst viele nahestehende Personen zur Teilnahme an der dritten Gruppensitzung einzuladen.

Die Gruppensitzungen bauen aufeinander auf, weshalb die Reihenfolge der drei Sitzungen dem Manual entsprechend eingehalten werden sollte. Es ist grundsätzlich möglich, einzelne Inhalte unabhängig von der Durchführung des gesamten Manuals anzuwenden, z. B. in offenen gruppentherapeutischen Angeboten. Um den Prozess einer Haltungsänderung jedoch wirklich anzustoßen, empfehlen die Autor_innen die Durchführung der drei Gruppensitzungen anhand des Manuals, da die Inhalte nur in dieser Form empirisch überprüft wurden und sich als wirksam erwiesen haben.

Das Manual bietet eine klare Struktur. Zu jeder Gruppensitzung werden zunächst Ziele formuliert, und der Ablauf der Sitzungen wird in einer tabellarischen Übersicht dargestellt. Im Anschluss werden die Inhalte der Gruppensitzungen genau beschrieben.

> Inhalte, die den Teilnehmenden vermittelt werden sollen, sind im Buchlayout wie in diesem Beispiel besonders gekennzeichnet.

Diese Abschnitte können bei Bedarf wörtlich übernommen werden. Wichtige Merksätze sind im Textlayout ebenfalls hervorgehoben. Durch diese Strukturierung und Gestaltung des Manuals erweisen sich Gruppensitzungen in der Praxis als übersichtlich und leicht durchführbar. Die Durchführung der täglichen Kurzinterventionen ist in einem eigenen Kapitel beschrieben (Kapitel 3.3). Auch hier sind konkrete Inhalte und Sätze zu finden, die in der Praxis direkt angewendet werden können.

Eine intensive Auseinandersetzung der Gruppenleitung mit der leistungssensiblen Haltung und den Inhalten des Manuals erachten wir als grundlegende Voraussetzung für das kongruente Vermitteln der leistungssensiblen Haltung. Erfahrungsgemäß erleben Fachkräfte die leistungssensible Haltung als enorm erleichternd für die tägliche Arbeit mit Menschen mit einer Abhängigkeitserkrankung, die oft geprägt ist von schwierigen Therapieverläufen und Rückfällen. Das Einnehmen der leistungssensiblen Haltung hilft, die Abhängigkeitsdynamik besser zu verstehen, und schützt auch Fachpersonen vor hinderlichen Gleichheitserwartungen.

3.2 Anpassung des Programms an den Kontext

3.2.1 LST im Entzug

Wenn Menschen mit einer Abhängigkeitserkrankung unter ihrer Erkrankung direkt oder indirekt leiden, beginnen sie sich Gedanken über ihr Konsumverhalten zu machen, und irgendwann, nach mehr oder weniger schmerzhaften Erfahrungen, reift die Entscheidung, aus dem Konsumverhalten auszusteigen. Wenn es im Stadium der Absichtsbildung (▸ Kapitel 1.2) so weit ist, dass sie diese Gedanken auch umsetzen, kommt es zum sogenannten Entzug: Die Betroffenen verzichten auf das Suchtmittel, welches ihnen dann auf eine sehr unangenehm intensive, teilweise bedrohliche Art fehlt. Je nach entzogener Substanz können sich die Entzugssymptome maßgeblich unterscheiden. Das eben Erwähnte haben sie aber alle gemeinsam, wenn es auch nicht bei allen Abhängigkeitsformen gleich stark ausgeprägt ist: das extrem unangenehme Erleben von »Es fehlt mir etwas, ich vermisse es sehr stark, und ich muss mich sehr anstrengen, um damit klarzukommen!«, begleitet von einer häufig sehr schlechten Befindlichkeit.

Mittlerweile weiß man sehr viel über die Mechanismen, die auf molekularer Ebene für Entzugssymptome verantwortlich sind. Der Konsum führt zu Anpassungsreaktionen der Neuronen in bestimmten Hirnregionen, sei es in Bezug auf die Dynamik der Neurotransmitter (Synthese, Wiederaufnahme usw.) oder auf die Struktur und Funktion der Rezeptoren, auf die sie wirken (deren Anzahl in der Zellmembran oder ihre intrazellulären Wirkmechanismen). Durch den Entzug gerät das fragile Gleichgewicht zwischen Erregung und Hemmung vieler Neuronen völlig durcheinander, ein neues Gleichgewicht muss sich erst wiedereinstellen. Dies mag die Dramatik des Entzugs mindestens zum Teil erklären, nicht aber die emotionale Bewertung der Situation. Nach heutigem Wissensstand ist es nicht ohne Weiteres möglich, von der molekularen Ebene auf den Makrokosmos der menschlichen Gefühle, Gedanken und Motivation zu schließen. Man hat auf der Ebene der Nervenzellen nachweisen können, dass die Aktivierung des sogenannten GABA-Rezeptors[2] zu einer Hyperpolarisierung der Membran des postsynaptischen Neurons führt, das dadurch weniger erregbar wird. Unklar aber ist, warum die Aktivierung vieler solcher Rezeptoren in bestimmten Hirnarealen den Betreffenden müde macht.

Auch wenn zwischen der molekularen Ebene und der Ebene der bewussten Wahrnehmung noch sehr viel zu erforschen ist, können trotzdem einige Aussagen in Bezug auf die psychologische Bedeutung der Entzugssituation getroffen werden. Die Abhängigkeit von Suchtstoffen ist ein Prozess, der das Gehirn auf seiner molekularen Strukturebene dauerhaft und zum Teil irreversibel verändert (► Kapitel 2.5). Deswegen ist das »abhängige Gehirn« bei Abstinenz in einem anderen Zustand als das »nicht abhängige Gehirn« im »nüchternen« Modus. Die neurobiologischen Veränderungen sind das Hauptproblem von Menschen mit einer Abhängigkeitserkrankung und nicht der Entzug, egal wie schwer dessen Verlauf sein mag. Die Situation des Entzugs lässt Betroffene das wahre Ausmaß ihrer Erkrankung nah und schmerzhaft spüren und erkennen, mit welchen Kräften sie sich zu messen haben. Vor diesem Hintergrund können die Betroffenen einen Eindruck von der von ihnen im Dienste der Abstinenz zu erbringenden Leistungen bekommen.

Abstinent zu leben ist für Menschen mit einer Abhängigkeitserkrankung eine enorme Leistung, auf die sie stolz sein können, besser gesagt: stolz sein sollen! Warum? Weil es sehr anstrengend ist, weil es Überwindung und Verzicht beinhaltet und vor allem Mut. Weil es etwas Neues, Unbekanntes voller Herausforderungen darstellt und überraschend schwierig ist. Ein Abenteuer also. Ein Abenteuer in Not mit dem Mut der Verzweiflung. Häufig zu einem Zeitpunkt, zu dem die betroffenen Personen kaum Lust und Ressourcen für Abenteuer aufbringen.

Jede Abstinenzphase beginnt mit einem Entzug. Der Leidensdruck und die Abstinenzmotivation erreichen zu diesem Zeitpunkt ihre maximalen Werte. Es ist auch die beste Zeit für Menschen mit einer Abhängigkeitserkrankung, sich den Zustand der Abstinenz zu vergegenwärtigen, ihn wahrzunehmen und bewusst zu verinnerlichen. Zu diesem Zeitpunkt werden therapeutisch die Weichen gestellt. Jetzt machen Menschen mit einer Abhängigkeitserkrankung die Erfahrung, wie die Abhängigkeit sie mit aller Macht in ihren Klauen festhalten möchte, wie anstrengend die Befreiung ist, was für eine gewaltige Leistung dabei abverlangt wird und wie stolz man sein darf, diese Leistung erbringen zu können. Und, sehr wichtig, wie groß der Unterschied zwischen ihrer Abstinenz und der »Abstinenz« der Menschen ohne Abhängigkeitserkrankung ist.

Im qualifizierten Entzug ist somit der erste wichtige Einsatzpunkt der Leistungssensiblen Therapie in der meist langen und komplexen Therapie von Abhängigkeitserkrankungen zu finden. Hier erleben die Betroffenen zum ersten Mal deutlich, welche Anstrengungen sie unternehmen, welches Leiden sie ertragen müssen, um abstinent leben zu können. Zu diesem Zeitpunkt die Leistungssensibilität der Betroffenen und Angehörigen zu kultivieren kann für den weiteren Therapieverlauf entscheidend sein. Wird dieser wichtige Moment therapeutisch verpasst, besteht bei Betroffenen und Angehörigen der Glaube fort, Abstinenz oder Konsumkontrolle falle den Betroffenen genauso leicht wie den gesunden Personen im Umfeld. Diese Annahme bedient zwar sehr gut die Ambivalenz, ist aber im Hinblick auf die Aufrechterhaltung einer konsequenten Abstinenz extrem hinderlich und kann bei den Betroffenen zu folgenden Missverständnissen führen:

- »Nicht konsumieren ist leicht, ich könnte es immer, ich brauche es aber nicht, weil es so leicht ist.
- «Ich kann kontrolliert trinken.«
- »Es ist kein Problem, wie die Gesunden Alkohol zu konsumieren.«

Natürlich stellt sich bei Menschen mit einer Abhängigkeitserkrankung nach der Entzugsphase ein Gefühl der Stabilität ein, des »Gesundseins«, der wiedergewonnenen »Normalität«. Es ist aber kein Zustand auf einem niedrigen energetischen Niveau, wie bei Menschen ohne Abhängigkeitserkrankung, sondern eine sehr fragile »Normalität« auf einem hohen energetischen Niveau, deren Aufrechterhaltung noch relativ viel Schutz, Unterstützung, Regeln und vor allem sehr viel eigene Leistung braucht. Sich dessen nicht bewusst zu werden kann sehr schnell zum Rückfall oder sogar Absturz führen. Um dies zu untermauern, braucht man nur die Rückfallraten der Patient_innen, die sich einem einfachen Entzug unterziehen, mit den Rückfallraten derjenigen zu vergleichen, die sich einem qualifizierten Entzug unterziehen. Die Unterschiede sind beeindruckend!

Zwar achtet man bei beiden Gruppen darauf, dass die Betroffenen den körperlichen Entzug gut und komplikationslos überstehen, beim qualifizierten Entzug kommen jedoch noch psychoedukative und therapeutische Elemente sowie mehr Zeit im geschützten Rahmen dazu, die den Betroffenen ermöglichen, die Krankheit und sich selbst in diesem Prozess besser zu verstehen sowie einige Strategien im Umgang mit der Abhängigkeit zu erlernen. Und der qualifizierte Entzug ist häufig nur der Anfang einer deutlich komplexeren und längeren Therapie der Abhängigkeit. Schon diese einfache Aussage lässt erahnen,

2 GABA steht für den hemmenden Neurotransmitter Gamma-aminobuttersäure.

wie viel Energie, Wissen und Können die Aufrechterhaltung dieser »Normalität« voraussetzt und wie viel Leistung die Betroffenen dabei erbringen müssen.

Fazit

In der Therapie von Abhängigkeitserkrankungen ist es sinnvoll, möglichst früh mit dem psychotherapeutischen Ansatz der Leistungssensiblen Therapie einzusteigen, mit dem Ziel, Menschen mit einer Abhängigkeitserkrankung in einer frühen, therapeutisch sehr günstigen Phase für die Natur des »abstinenten Zustands« und dessen Instabilität und hohes energetisches Niveau zu sensibilisieren. Es ist von großer therapeutischer Bedeutung, dass die Patient_innen sehr früh verstehen und gleichzeitig dabei stolz sind, dass sie mit dem »Abstinent-Bleiben« eine großartige Leistung erbringen. Dieser Stolz auf die eigene Leistung erhöht deren Wert in den Augen der Betroffenen, fördert die Bewertung der Abstinenz als etwas Kostbares, was man nicht gleich wieder verlieren möchte, und steigert die Motivation, den abstinenten Zustand aufrechtzuerhalten. Diese Sensibilisierung ist realitätskonform, weil es tatsächlich sehr schwierig ist, abstinent zu leben, vor allem in den ersten Monaten und Jahren. Nicht realitätskonform ist die Illusion des leicht Erreichbaren, die zu Überschätzung führen kann, zum Absturz und im Anschluss zum Umkehrschluss: »Abstinenz ist zu schwierig, nichts für mich!« Oder noch viel schlimmer: »Es ist doch so einfach, ich kann nicht einmal das.«

3.2.2 LST in der Entwöhnungstherapie

Wie schon in der Einleitung dieses Buches beschrieben, sind die Inhalte der Leistungssensiblen Therapie für Patient_innen in einer stationären Entwöhnungstherapie von besonderer Wichtigkeit. Empfundene Scham, Angst vor Beschämung durch andere oder tatsächlich erlebte Beschämung durch andere erschweren den Weg in das stationäre Setting. Eine stationäre Entwöhnungstherapie ist ob ihrer Dauer dem Umfeld ungleich schwerer zu verheimlichen als eine Entzugsbehandlung. Es ist kein Zufall, dass die Leistungssensible Therapie ursprünglich genau für dieses Setting (wahlweise aber auch im qualifizierten Entzug) erarbeitet wurde.

Stationäre Entwöhnungsbehandlungen dauern aber deutlich länger (8, 12 oder gar 24 Wochen) als die Leistungssensible Therapie. Damit die Wirkung der LST nach Beendigung der Kurzintervention auch im weiteren Behandlungsverlauf auf hohem Niveau erhalten bleibt und die Haltungsänderung der Betroffenen möglichst tief verankert wird, sodass sie auch nach dem Behandlungsende verbindlich zur Verfügung steht, empfehlen sich einige leistungssensible Anpassungen im Klinikalltag:

- Sensibilisierung des gesamten multidisziplinären Teams
- Gezielte Würdigung erbrachter Abstinenzleistungen
- Verzicht auf strafende oder autonomieverletzende »Sanktionen« oder Konsequenzen nach Konsumkrisen bzw. achtsame Kommunikation bei autonomiebegrenzenden Konsequenzen nach Konsumkrisen
- Atmosphärische Gestaltung der therapeutischen Institution

Sensibilisierung des gesamten multidisziplinären Teams

Es ist leicht nachzuvollziehen, dass es die Wirkung der Leistungssensiblen Therapie verstärkt, wenn nicht nur die direkt an der LST beteiligten Therapeut_innen, sondern das gesamte Team eine leistungssensible Haltung gegenüber den Betroffenen einnehmen kann. So entsteht eine in der gesamten Institution spürbare konstruktive und würdigende Atmosphäre, von der die Betroffenen wie auch die Mitarbeitenden der Institution profitieren. Deshalb sollte das gesamte Personal, welches im Kontakt mit den Betroffenen ist, hinsichtlich der leistungssensiblen Haltung geschult werden. Damit sind Therapeut_innen, Ärzt_innen, das Pflegeteam, Kunst-, Musik-, Körper- und Ergotherapeut_innen gemeint, aber auch z. B. die Mitarbeitenden in der Patientenadministration, im Fahrdienst und im Sekretariat. Auf diese Weise kann unbewussten oder bewussten Vorurteilen entgegengewirkt werden. Frustrationen im Alltag bei Irritationen im Kontakt mit Betroffenen können in einem neuen Licht betrachtet werden. Und vor allen Dingen wird es häufiger zu spontanem Ausdruck von Lob und Anerkennung kommen. Das gesamte Milieu wirkt so als positiver Verstärker der kleinen und großen Leistungen unserer Patient_innen im Dienste der Abstinenz oder der Konsummengenreduktion.

Es gibt noch einen zweiten großen Vorteil dieser Disziplinen übergreifenden Schulung: Sie ist auch ein Mittel, um als Team eine gemeinsame entstigmatisierende und hilfreiche Haltung gegenüber den Patient_innen und gegenüber der Abhängigkeitserkrankung an sich einzunehmen. Eine Vergemeinschaftung von Wissen, ein Zusammenschluss auch auf der Ebene der Haltung. Das ganze Team zieht so an einem Strang, und Teammitglieder geraten seltener aufgrund unterschiedlicher Haltungen in Konflikt. Die Arbeit stiftet unter dem leistungssensiblen Blickwinkel mehr Sinn und macht mehr Spaß. Der Fokus verlagert sich vom Problem zu den Ressourcen. Dies ist auch die Rückmeldung von Institutionen, bei denen wir LST-Schulungen durchgeführt haben. Besonders imponierend waren die Rückmeldungen des »nicht therapeutischen Personals«, welches von großer Motivation berichtete, mit dieser Haltung neu ans Werk zu gehen.

Gezielte Würdigung erbrachter Abstinenzleistungen

Zusätzlich zur Sensibilisierung des gesamten Teams lohnt es sich, gezielt und konsequent Abstinenzleistungen zu benennen und zu würdigen. Patient_innen sind sich häufig ihrer Leistungen im Dienste der Abstinenz nicht bewusst. Daher ist es von großer Wichtigkeit, dass diese hochfrequent gespiegelt und gewürdigt werden. Nach dem Eintritt in ein therapeutisches stationäres Setting kommt es zu ersten selbstständigen Ausgängen und Belastungserprobungen im Außenkontext. Gelingt es Betroffenen, diese Herausforderungen ohne Konsum zu bewältigen, so sind das tolle Leistungen, welche unbedingt gewürdigt werden sollen. Das Personal am Empfang nimmt sich dies genauso selbstverständlich zum Auftrag wie alle anderen Aufgaben.

Es gilt aber auch Leistungen im Umgang mit der Abhängigkeitserkrankung zu würdigen, die weniger leicht als solche erkannt werden. Beispielsweise ist es für Menschen mit einer Abhängigkeitserkrankung eine große Herausforderung, nach einem erneuten Konsumereignis ehrlich darüber zu berichten. Oder einen erneuten Konsum frühzeitig abzubrechen und in die Klinik zurückzukommen. All diese Situationen und viele weitere hätten das Potenzial, als schaminduzierende Rückschläge missverstanden zu werden. Ganz im Gegenteil ist hier die Würdigung der Transparenzleistung oder des Konsumstopps dringend angezeigt. Die darin verborgene positive Entwicklung soll sichtbar und fühlbar werden. So kann Motivation entstehen, um das Verhalten aufrechtzuerhalten oder weiter zu verbessern, anstatt vor lauter Versagensgefühlen die Therapiemotivation zu verlieren.

Damit dies aber passiert, braucht es verbindliche Standards in den Klinikabläufen. Lob und Anerkennung sind auszusprechen, wann immer Leistungen im Dienste der Abstinenz oder der Konsummengenreduktion wahrgenommen werden: Bei der Rückkehr nach dem Ausgang, in der Gruppentherapie vor den Mitpatient_innen und in der Einzeltherapie durch die Therapeut_in. Das gesamte Team wirkt als positiver Verstärker hilfreichen Verhaltens der Betroffenen. Damit dies gelingt, hilft es beispielsweise, eine Rubrik im Morgenrapport oder im interdisziplinären Rapport einzuführen, in der die Abstinenzleistungen der Patient_innen aufgeführt werden und so dem gesamten Team zugänglich und bewusst gemacht werden. So erfahren die Betroffenen auch manchmal Lob und Anerkennung von Teammitgliedern, von denen dies gar nicht zu erwarten gewesen wäre. Gerade diese unerwarteten Momente der Würdigung erzeugen große Wirkung.

Verzicht auf strafende oder autonomieverletzende »Sanktionen« oder Konsequenzen

Es ist nur wenige Jahre her, da galten Konfrontation, Konsequenz und klare Sanktionen bei Fehlverhalten von Patient_innen als die zentralen und wichtigen Prinzipien in der Therapie von Abhängigkeitserkrankungen. Zimmerdurchsuchungen, Autonomiebeschränkungen, Sperren von Ausgangs- und Urlaubsberechtigungen, Beweisführungen nach vermuteten Rückfällen, Entlassungen nach Rückfälligkeit oder andere Vorgehensweisen bei der Disziplinierung und Belehrung waren häufig zu beobachtende Mechanismen.

Es ist der große Verdienst der motivierenden Gesprächsführung, dass es in den letzten 15 Jahren zu einem neuen Verständnis einer wirkungsvollen Therapie der Abhängigkeitserkrankungen gekommen ist. Und dieser Wandel ist noch immer im Gang. Auch heute noch sind Reste dieser auf Sanktionen und Belehrung basierenden Herangehensweisen in den Konzepten von Kliniken für Abhängigkeitserkrankungen zu finden.

Wo Betroffene nach Konsumereignissen nicht das gewünschte Problembewusstsein zeigen oder nicht in der Lage sind, diesbezüglich Transparenz herzustellen, ist die Versuchung groß, mit Sanktionen und Autonomiebegrenzungen zu reagieren. Im Einzelfall stecken aber häufig Ambivalenz, Überforderung und/oder eine Schamproblematik hinter diesen Verhaltensweisen. Gerade hier ist Bestrafung kontraproduktiv. Es gilt, einfühlsam die Überforderung, die Ambivalenz oder die große Scham zu thematisieren, Verständnis zum Ausdruck zu bringen und somit eine korrigierende Erfahrung möglich zu machen. Gerade das Aushalten dieser Prozesse ohne erneuten Konsum sind unvorstellbare Leistungen unserer Patient_innen.

Erfahrene Therapeut_innen wissen, dass es auch Situationen im Klinikalltag gibt, in denen dies nicht gelingt: Es gibt Betroffene, zu denen es aktuell nicht möglich ist, einen hilfreichen Zugang zu finden, und Momente, in denen es nicht möglich ist, eine Einschätzung zur aktuellen Abstinenzsicherheit des Betroffenen vorzunehmen oder die Selbsteinschätzung der Patient_innen extrem von der Einschätzung des Fachpersonals abweicht. Dann kann eine Autonomiebegrenzung im Sinne einer abstinenzsichernden Maßnahme durchaus sinnvoll sein. An dieser Stelle ist jedoch in der Kommunikation gegenüber den Betroffenen großen Wert darauf zu legen, dass das Motiv dieser Maßnahme nicht Bestrafung, sondern Abstinenzsicherung ist. Ähnlich wie Herzchirurg_innen nach einer heiklen Operation am Herzen darauf bestehen, dass ihre Patient_innen noch eine Woche unter Beobachtung in der Klinik bleiben sollen. Auch hier ist das Motiv nicht Bestrafung, sondern die Sicherheit der Patient_innen.

Gelingt es nicht, dies den Betroffenen verständlich zu machen, so ist die Gefahr groß, dass diese Begrenzung der Autonomie als Beschämung erlebt wird. Irritationen auf den Ebenen der Therapie- und Abstinenzmotivation und der therapeutischen Beziehung sind häufig die Folge.

Atmosphärische Gestaltung der therapeutischen Institution

Auf der Entzugsstation für Menschen mit einer Alkoholabhängigkeit, in der die Leistungssensible Therapie zum ersten Mal mit großem Erfolg erforscht wurde, kam es nach der Schulung des Personals zu überraschenden Reaktionen im Pflegeteam. Ohne Rücksprache mit den Forschungsleiter_innen setzte das Pflegeteam das LST-Thema grafisch um. In ihrem Pflegebüro gab es zwei Türen. An der einen Tür verabschiedeten sich Patient_innen zum Ausgang und meldeten sich danach dort auch wieder zurück. An der anderen Tür meldeten sich Patient_innen zur Medikamentenausgabe oder bei anderen Anliegen. Auf der Innenseite beider Türen wurden Plakate angebracht mit leistungssensiblen Aussagen. Auf einem Plakat stand: »Abstinenz ist eine täglich zu erbringende Leistung!« Auf dem anderen war zu lesen: »Abstinenz ist keine Selbstverständlichkeit.« Das Pflegeteam wollte sich damit selbst an diese Logik erinnern, damit es gelingt, möglichst häufig die Aufmerksamkeit der Patient_innen auf ihre erbrachten Leistungen zu lenken und Gefühle von Stolz und Freude zu initiieren.

Diese Umsetzung des Themas durch das Pflegeteam bleibt uns nachhaltig in Erinnerung und ist ein gutes Beispiel, wie auch visuelle Mittel genutzt werden können, um eine leistungssensible Haltung bei Betroffenen und Mitarbeitenden zu fördern. Denkbar wären ähnliche Schriftzüge auch an anderen hochfrequentierten Orten innerhalb der Institution. Im Eingangsbereich oder, wenn dieser neutral bleiben soll, eventuell in Gruppentherapieräumen.

3.2.3 LST als ambulantes Gruppenangebot

Die Leistungssensible Therapie ist als ambulantes Gruppenangebot ebenso geeignet wie im stationären Rahmen. Für die Durchführung hat sich als hilfreich erwiesen, bei nicht vorbekannten Patient_innen durch Vorgespräche abzuklären, ob die Teilnahme an der Gruppe indiziert ist. Als Indikationskriterien gelten die Diagnosen schädlicher Gebrauch eines Suchtmittels oder eine Abhängigkeitserkrankung. Zudem sollte eine gewisse Abstinenzmotivation bzw. der Wunsch nach kontrolliertem Konsum vorhanden sein.

Wir empfehlen die Sitzungsfrequenz analog derjenigen im stationären Setting zu planen. Die ersten beiden Gruppensitzungen sollten demnach im Abstand von einer Woche und die zweite und dritte Gruppensitzung im Abstand von 2 Wochen durchgeführt werden. Die etwas längere Pause zwischen den letzten beiden Gruppensitzungen ist hilfreich, damit die Betroffenen Zeit haben, um möglichst viele nahestehende Personen zur Teilnahme an der dritten Gruppensitzung einzuladen. Die Daten der drei Sitzungen und die zeitlichen Rahmenbedingungen werden in der Ausschreibung der ambulanten Gruppe jeweils verbindlich festgehalten.

Wie sich gezeigt hat, haben Patient_innen im ambulanten Setting tendenziell einen hohen Bedarf an Austausch mit den Mitpatient_innen, was in den Gruppensitzungen im stationären Rahmen weniger auffällt. Dies rührt möglicherweise daher, dass sie im Gegensatz zu hospitalisierten Patient_innen weniger Austauschmöglichkeiten haben. Es ist wichtig, die Strukturierung der Gruppensitzungen dennoch zu beachten und bei Bedarf weiterführende Gespräche im Einzelsetting bzw. mit den Betroffenen und deren nahestehenden Personen zu vereinbaren.

Anstelle einer täglichen Morgenrunde wird den Teilnehmenden im ambulanten Setting während drei Wochen täglich eine motivierende SMS gesendet, die an die Inhalte der Gruppensitzungen erinnert (▸ Kapitel 3.3). Die Rückmeldungen diesbezüglich sind durchweg positiv.

3.2.4 LST im Einzelsetting

Im Einzelsetting erweist sich die leistungssensible Haltung der Fachperson als hilfreiche Grundhaltung in der Arbeit mit Betroffenen. Diese beinhaltet z. B. das Würdigen aller noch so kleinen Abstinenzbemühungen und die Sensibilisierung für die damit erbrachten Leistungen. Zudem können viele Inhalte problemlos auch in Einzelgesprächen angewendet werden, wie die Metaphern, die Gummibandanalogie und das Erarbeiten des Erklärungsmodells mit den dem Konsum zugrunde liegenden Bedürfnissen. Auch den Einbezug der Angehörigen erachten wir als wichtigen Baustein für die erfolgreiche Behandlung einer Abhängigkeitserkrankung, da diese durch die Erkrankung mitbetroffen sind. Durch das Hinweisen und im Idealfall Auflösen der dysfunktionalen Gleichheitserwartung in Bezug auf die Abstinenz (▸ Tabelle 2, ▸ Kapitel 2.1.1 und ▸ Kapitel 2.1.2; »Abstinenz als Selbstverständlichkeit, Normalzustand« vs. »Abstinenz als täglich zu erbringende Leistung«) wächst gegenseitiges Verständnis für die jeweilige Situation des Gegenübers. Auch werden die Betroffenen für die Leistungen der nahestehenden Personen sensibilisiert, die die Erkrankung oft über Jahre mittragen und darunter leiden und nicht selten deswegen selbst Symptome entwickeln.

3.2.5 LST und kontrollierter Konsum

Auch wenn lebenslange Abstinenz als das optimale und sicherste Therapieziel einer Behandlung von Abhängigkeitserkrankungen anzusehen ist, ist sie doch bei vielen Betroffenen zumindest zu Beginn einer Behandlung nicht das gewünschte Ziel. Dieses ist vielmehr das Wiedererlangen der Kontrolle über den eigenen Konsum. So konsumieren zu können wie Freund_innen, Kolleg_innen oder die

Partner_in – sporadisch, ohne Absturz und Kontrollverlust und so, dass man sich am Folgetag noch wohlfühlen kann und leistungsfähig ist.

Während schadensmindernde Ansätze, also solche, welche neben der Abstinenz auch die Konsumreduktion als Therapieziel gelten lassen, in der Behandlung der Abhängigkeit von illegalen Drogen etabliert sind, werden sie in der Behandlung von Alkoholabhängigkeit noch stark diskutiert. Dies ist so, obwohl eine Akzeptanz von Konsumreduktionszielen die Betroffenen vermutlich eher dort abholt, wo sie im Veränderungsprozess gerade stehen, und somit einen früheren Behandlungseintritt ermöglicht. Menschen, welche zu Beginn der Behandlung ein Konsumreduktionsziel verfolgen, könnten dieses Therapieziel schließlich gegen das der Abstinenz tauschen (Enggasser et al., 2015). Wie mehrere Studien außerdem belegen, führt schon die Konsumreduktion zu einem signifikanten Rückgang der Sterblichkeit, der Stärke psychiatrischer Symptome und von Gesundheitsproblemen sowie zu einem Anstieg von Lebensqualität und sozialem Funktionsniveau (Mann et al., 2017; Mann, im Druck; Witkiewitz et al., 2019).

Wenngleich die Konsummengenreduktion auch bei der Alkoholabhängigkeit langsam mehr Akzeptanz als Therapieziel erfährt, geht sie doch mit spezifischen Anforderungen, Risiken und somit auch zu erbringenden Leistungen einher.

Viele Betroffene berichten, dass der Wunsch nach reduziertem Konsum immer wieder zum Rückfall in alte, unkontrollierte Konsummuster geführt hat. Dies bedeutet, dass es trotz mehrmaliger Erfahrung, dass der Versuch, kontrolliert zu konsumieren, eine Überforderung darstellt, immer wieder reizvoll ist, es noch einmal zu probieren.

Doch warum gelingt das selten und warum ist das Rückfallrisiko dabei so hoch? Es ist bekannt, dass Veränderungen in den neurobiologischen Abläufen dazu führen, dass bei häufigem Konsum eine Toleranzentwicklung gegenüber dem Suchtmittel entsteht (Kapitel 2.5). Somit müssen Betroffene immer mehr konsumieren, um die ursprüngliche Belohnungserfahrung, z. B. Wohlbefinden durch eine eintretende Entspannung oder durch nachlassende soziale Ängste, zu wiederholen. Unterlassen sie diese Konsumsteigerung, so wird das eigentlich anvisierte Belohnungsgefühl durch ein Defizitgefühl abgelöst. Der eigentlich erwünschte Effekt bleibt aus und fehlt den Betroffenen. Ein Belohnungsdefizit wird wahrgenommen.

Das Gleiche kann bei Menschen mit einer Abhängigkeitserkrankung geschehen, die versuchen, ihren Konsum durch Konsumpläne (reduzierte Konsummenge, reduzierte Konsumhäufigkeit) in den Griff zu bekommen. Anstatt wie bisher täglich große Mengen zu konsumieren, nehmen sich die Betroffenen vor, die Konsummenge zu reduzieren und eventuell auch die Konsumtage einzuschränken. Die Folge ist, dass sie nach dem Konsum der reduzierten Menge des Suchtmittels ein schwächeres Belohnungsgefühl wahrnehmen, welches dann vom Empfinden eines Belohnungsdefizits abgelöst wird. Dieses Defizitgefühl gilt es nun auszuhalten. Genauer gesagt, muss der Betroffene den Verzicht auf das gewohnte Belohnungsgefühl aushalten und dem Wunsch widerstehen, durch fortgesetzten Konsum eben dieses Gefühl doch noch zu erlangen.

Auf neurobiologischer Ebene führt die Hyperreagibilität des mesokortikolimbischen Dopaminsystems bei der erneuten Einnahme des Suchtmittels und der Konfrontation mit den zugehörigen Umgebungsreizen zu einer starken dopaminergen Aktivität, welche bewusst oder unbewusst in starkem Verlangen resultiert. Auch kommt es zu einer weiteren Sensitivierung des dopaminergen Systems und damit zu einer erhöhten Anreizsensitivierung (► Kapitel 2.5). Daraus lässt sich das hohe Rückfallrisiko bei kontrolliertem Konsum erklären.

Gelingt der reduzierte Konsum aber dauerhaft, so ist das eine tolle Leistung im Umgang mit der Abhängigkeitserkrankung, die unbedingt anzuerkennen ist. Und gelingt dies über eine lange Zeit, über mehrere Wochen und Monate, so kann man von einer herausragenden Leistung ausgehen, auf die die Betroffenen zu Recht stolz sein können. Leistungssensible Therapeut_innen erkennen und würdigen diese Leistungen und motivieren so zur Aufrechterhaltung dieses Verhaltens.

Eine zusätzliche Herausforderung bei der erfolgreichen Umsetzung des kontrollierten Konsums ist das Aushalten der Konsumpausen. Durch die Reduktion der Konsumtage kommt es zu Unterbrechungen des gewohnten Konsummusters. In den konsumfreien Tagen können sich nun aufdrängende Gedanken an den nächsten Konsum viel Raum einnehmen. Es besteht die Gefahr, dass Betroffene gedanklich um den Konsum oder den nächsten Konsummoment kreisen, was die Fokussierung auf andere wichtige Lebensbereiche erschwert und somit die Lebensqualität senkt. Die Konsumgedanken können zu starkem Verlangen oder vorzeitigem Konsum führen. Gelingt es den Betroffenen aber trotz der Gefahr der gedanklichen Einengung auf den nächsten Konsum, sich an ihre Konsumpläne zu halten, so soll dies wiederum als große Leistung interpretiert und entsprechend in die Therapie eingebracht werden.

Merke:

Der leistungssensible Ansatz verträgt sich sehr gut mit Konzepten zum kontrollierten Konsum oder zur Konsummengenreduktion. Bei der Umsetzung von Konzepten der Konsummengenreduktion oder des kontrollierten Konsums erbringen die Betroffenen vor allen Dingen folgende zwei Leistungen:

- Aushalten des Gefühls des Belohnungsdefizits
- Aushalten der Wartezeit bis zum nächsten Konsum

> Gelingt ihnen dies dauerhaft oder nach Rückschlägen immer wieder aufs Neue, so können sie zu Recht stolz darauf sein. Die erfolgreiche Umsetzung ist keinesfalls eine Selbstverständlichkeit, sondern verlangt täglich zu erbringende Leistungen.

3.3 Tägliche Kurzinterventionen – Wozu?

Eine Haltungsänderung ist allein mit der Teilnahme an drei Gruppensitzungen nicht erreichbar. Deshalb und um die leistungssensible Haltung im Alltag der Teilnehmenden zuverlässig zu verankern, werden im stationären Setting tägliche Kurzinterventionen angeboten. Diese dienen der Repetition der Inhalte und als tägliche Erinnerung. Im stationären Setting wird die Leistungssensible Therapie jeweils als Zyklus angeboten. Die Kurzinterventionen werden von Beginn des Zyklus bis eine Woche nach der dritten Sitzung täglich angeboten. Die Teilnahme ist freiwillig, dennoch wird dieses Angebot erfahrungsgemäß von vielen Gruppenteilnehmenden genutzt und geschätzt.

Die Kurzinterventionen finden jeweils morgens um 8 Uhr statt und dauern maximal 5 Minuten. Normalerweise werden diese Kurzinterventionen durch eine Fachperson geleitet. Im Verhinderungsfall wird jemand von den Teilnehmenden gebeten, die Kurzintervention anzuleiten. Mögliche Inhalte dieser Kurzinterventionen werden im Manual (► Kapitel V) beschrieben. Im ambulanten Setting ersetzen kurze SMS mit Erinnerungen an die Interventionsinhalte die täglichen Kurzinterventionen.

3.4 Vorbereitung der Gruppenleitung

Wie bereits in Kapitel 3.1 beschrieben, erachten die Autor_innen eine Auseinandersetzung der Gruppenleitung mit der leistungssensiblen Haltung als wichtige Voraussetzung für das kongruente Vermitteln derselben. Ziel ist, den Betroffenen und deren nahestehenden Personen mit einer offenen, wertfreien, empathischen Haltung zu begegnen, damit sich die Menschen in ihrem Leid und im Hinblick auf die Leistungen, die von ihnen abverlangt werden, gesehen und verstanden fühlen. Nur so ist es möglich, eine Atmosphäre zu schaffen, in der die Inhalte der Gruppensitzungen mit einer möglichst großen Offenheit und Wertschätzung transportiert werden.

Zur Vorbereitung der Gruppensitzungen lesen Sie das Manual, um sich einen Überblick über die Inhalte und den Ablauf der Gruppensitzungen zu verschaffen. Kopieren Sie die Arbeits- und Merkblätter, damit alle Gruppenteilnehmenden ein Exemplar haben. Idealerweise stehen im Therapieraum zwei Flipcharts zur Verfügung. Legen Sie sich zudem ein Gummiband (bewährt hat sich ein Thera-Band) bereit, um die Gummibandanalogie zu veranschaulichen.

3.5 Ablauf der Gruppensitzungen

Der Ablauf der Gruppensitzungen ist im Manual im hinteren Teil dieser Publikation genau beschrieben (► Kapitel II – IV). Begonnen wird jeweils mit einer Begrüßungsrunde und in der zweiten und dritten Gruppensitzung mit einer Erinnerung an die Inhalte der vorangehenden Gruppensitzungen.

Die Begrüßungsrunde ist eine erste gute Gelegenheit, um die leistungssensible Haltung zum Ausdruck zu bringen. Beispielsweise wird das Erscheinen der Teilnehmenden sowie ihre Bereitschaft, den damit in Verbindung stehenden Aufwand zu betreiben, als keineswegs selbstverständliche Leistung benannt und gewürdigt. Gemeinsam mit einem ebenso leistungssensiblen Abschluss der Sitzung, z. B. durch Würdigung des Engagements der Teilnehmenden während der Sitzung, kann eine leistungssensible Atmosphäre entstehen.

Im Hauptteil der Sitzungen werden neue Inhalte vermittelt, bzw. wird in der dritten Gruppensitzung ein Austausch zwischen den Betroffenen und den nahestehenden Personen über Befürchtungen und Wünsche angeregt. Zum Schluss der Gruppensitzungen findet immer eine Abschlussrunde statt, um die aktuelle Befindlichkeit der Teilnehmenden zu erfahren und allfällige Fragen zu klären. Bei den ersten beiden Gruppensitzungen wird auf die jeweils nächste Gruppensitzung verwiesen, und die Teilnehmenden werden motiviert, sich zu überlegen, welche nahestehenden Personen sie zum dritten Termin einladen.

Das Manual ist strukturiert aufgebaut und bietet nur begrenzt Raum zur Vertiefung persönlicher Anliegen der Teilnehmenden. Es kann daher angebracht sein, einzelne Teilnehmende respektvoll zu begrenzen. Die Würdigung der Wortmeldungen der Teilnehmenden erachten wir dennoch als grundlegend wichtig, damit jeder Anwesende sich ernst genommen fühlt.

Nehmen Sie Kritik der Teilnehmenden an den Inhalten der jeweiligen Gruppensitzung ernst, und begegnen Sie dieser im Sinne der motivierenden Gesprächsführung (Kapitel 2.3.1, Abschnitt »Umgang mit Widerstand«).

3.6 Problemsituationen

Sehr selten kommt es bei der Durchführung der Gruppensitzungen oder der Kurzinterventionen zu Problemsituationen. Dann helfen in der Regel die Mechanismen der motivierenden Gesprächsführung (▸ Kapitel 2.3.1).

Auftretende Komplikationen oder Irritationen haben zumeist mit den Tendenzen unserer Patient_innen zu tun, sich selbst zu verurteilen. Ein starker »innerer Kritiker« meldet sich etwa zu Wort. Manchmal fällt unseren Patient_innen die Vorstellung schwer, stolz auf sich und die eigenen Abstinenzleistungen zu sein, wo sie doch ihr Leben nicht im Griff haben, ihre Familie enttäuscht oder den letzten Arbeitsplatz aufgrund ihres Konsumverhaltens verloren haben. Es ist sehr gut nachvollziehbar, dass sich hier Widerstand regt.

Vor allem in der *ersten Gruppensitzung* »Haltung« wird dies beobachtet. Dann ist es wichtig, dass Therapeut_innen nicht versuchen, kritischen Patient_innen das Gegenteil zu beweisen. Hilfreich ist es stattdessen, wenn Patient_innen in der Reaktion der Therapeut_innen Verständnis erkennen. Die Therapeut_innen können die Aussagen der Patient_innen gelten lassen und in die Argumentation einflechten. Therapeut_innen könnten beispielsweise folgendermaßen reagieren:

> »Das ist sehr gut nachvollziehbar, dass sich das für Sie merkwürdig anfühlt. Einerseits haben Sie viele Rückschläge und Misserfolge erlebt und eventuell viele Fehler auf Ihrem bisherigen Weg gemacht, die Sie aus heutiger Sicht gerne ungeschehen machen würden. Andererseits haben Sie es trotz dieser Rückschläge geschafft, den Mut und die Kraft für diese Therapie aufzubringen. Sie haben sich also nicht geschlagen gegeben. Es geht nicht darum, stolz auf die eigene Abhängigkeit und die damit zusammenhängenden Probleme zu sein, sondern vielmehr darauf, wie es Ihnen nun gelingt, im Umgang mit dieser schweren Erkrankung konstruktive Wege einzuschlagen und tagtäglich Erfolge bei der Aufrechterhaltung der Abstinenz zu feiern.«

In der *zweiten Sitzung* »Ehrlichkeit« geschieht es sehr selten, dass Patient_innen das Thema an sich schon als Angriff im Sinne einer moralischen Vorverurteilung verstehen und direkt eine Abwehrhaltung einnehmen. Falls dies dennoch geschieht, können sie den eigentlichen Ablauf der Sitzung gar nicht mehr offen auf sich wirken lassen. Das eigentliche Ziel dieser Sitzung ist eben gerade nicht die moralische Verurteilung von Unehrlichkeit, sondern vielmehr die Entwicklung von Verständnis für die Schwierigkeiten von Menschen mit Abhängigkeitserkrankungen bei dem Versuch, ehrlich mit den Symptomen ihrer Erkrankung umzugehen.

Therapeut_innen können der Gefahr von derlei Missverständnissen vorbeugen, indem sie diese Problematik ganz zu Beginn der Sitzung vorwegnehmen oder Verständnis für die Abwehrreaktion der jeweiligen Patient_innen zum Ausdruck bringen. Bei dieser Art von Abwehrreaktionen könnten Therapeut_innen beispielsweise reagieren, in dem sie sagen:

> »Ja genau! Bei diesem Thema könnte man meinen, dass es um Moral geht oder darum, Unehrlichkeit unreflektiert zu verurteilen. Uns soll es heute aber um etwas ganz anderes gehen. Wir wollen gemeinsam mit Ihnen besser verstehen, was es immer wieder so unglaublich schwer macht, im Umgang mit der Abhängigkeitserkrankung sich selbst und anderen gegenüber ehrlich zu sein. Denn nur wenn wir das gut verstehen, kann der moralischen Verurteilung und auch Ihrer Selbstverurteilung etwas entgegengesetzt werden: Verständnis für die Herausforderung und Anerkennung des nachhaltigen Bemühens um Ehrlichkeit und Transparenz. Einverstanden?«

In der *dritten Sitzung* tauschen Betroffene und nahestehende Personen ihre Wünsche und Befürchtungen aus, nachdem den nahestehenden Personen die Inhalte der ersten beiden Sitzungen vorgestellt wurden. Die Angehörigen wissen zu diesem Zeitpunkt also, dass Abstinenz für Betroffene eine täglich zu erbringende Leistung ist und keine Selbstverständlichkeit, wie aus dem Erleben einer gesunden Person zu schließen wäre. Sie kennen auch die sehr gut nachvollziehbaren Motive für Unehrlichkeit und haben verstanden, warum Ehrlichkeit und Transparenz eine solch große Herausforderung für Personen mit einer Abhängigkeitserkrankung sind. Hier entstehen aufseiten der nahestehenden Personen häufig zu wenig leistungssensible Erwartungen, z. B.: »Ab jetzt möchte ich, dass du immer ehrlich zu mir bist.« Dieser Wunsch steht dann im starken Kontrast zu den Inhalten hinsichtlich des Themas Ehrlichkeit. Eine hilfreiche Reaktion von Therapeut_innen bei diesen inadäquaten und sehr hoch gegriffenen Erwartungen ist beispielsweise:

> »Das ist sehr bemerkenswert. Obwohl Sie im ersten Teil der heutigen Sitzung gehört haben, welche große Herausforderung das Thema Ehrlichkeit und Transparenz für Menschen mit einer Abhängigkeitserkrankung ist, spüren Sie in sich den klaren Wunsch, dass das mit der Ehrlichkeit *immer* gelingen sollte. Angelogen zu werden tut manchmal so weh, dass Sie sich wünschen, dass es am besten nie passiert. Sie sehen, welch enormes Spannungsfeld sich hier auftut und welche großen Leistungen von Ihnen allen abverlangt werden, um dieses Spannungsfeld auszuhalten.«

In ähnlicher Weise sollten Therapeut_innen immer dann reagieren, wenn es zu überhöhten Erwartungen kommt oder zu Aussagen, die in starkem Kontrast zur leistungssensiblen Haltung stehen. Es geht nicht darum, die Aussage in Zweifel zu ziehen, sondern vielmehr darum, die Diskrepanzen mit Verständnis offenzulegen.

Es ist eine grundsätzliche Haltung in der Leistungssensiblen Therapie, überhöhte Leistungsansprüche nicht zu verurteilen, sondern auf sie mit Verständnis und Mitgefühl zu reagieren. An dieser Stelle ist es jedoch immer lohnend, leistungssensible adäquate Formulierungen anzubieten, damit diese den Betroffenen nach und nach als mögliche Alternativen zur Verfügung stehen. Hierzu ein Beispiel:

Patient_in: »Dies ist meine letzte Therapie. Ich benötige keine Helfer im Krisenfall. Ich werde nie mehr konsumieren. Entweder jetzt oder nie!«

Therapeut_in: »Obwohl wir jetzt lange darüber gesprochen haben, wie schwierig die Aufrechterhaltung der Abstinenz ist und welche Leistungen diese erfordert, sind Sie hoch motiviert und erwarten von sich, nie mehr zu konsumieren. Sie haben sich ein sehr mutiges und hohes Ziel gesetzt. Respekt! Sie sind bereit für eine große Leistung. Ich kann mir vorstellen, dass Ihr Wunsch, sich für immer unter Kontrolle zu haben, auch Druck auslöst. Eventuell lässt sich Ihr Wunsch auch wie folgt formulieren: ›Dies soll meine letzte Therapie sein. Ich bin hoch motiviert. Sollte es dennoch zu einer Konsumkrise kommen, weiß ich, dass ich sofort reagieren muss, damit ich nicht wieder komplett ins alte Muster zurückfalle. Für den Fall einer Krise bin ich gut vorbereitet. Ich weiß, dass die Abhängigkeitserkrankung viel von mir abverlangt, und daher werde ich nicht zögern, mir rechtzeitig Hilfe zu holen.‹«

Das Angebot solcher Alternativen lohnt sich häufig. Manchmal entstehen dadurch sehr hilfreiche Diskussionen in der Gruppe, die der Vertiefung der leistungssensiblen Haltung sehr dienlich sind. Eine Haltungsänderung kann nicht ohne gewisse Reibungspunkte und Widerstände erfolgen. Die bisherige schambesetzte, schamabwehrende oder oft auch selbstverurteilende Haltung hatte ja ihre guten Gründe. Die kritische Auseinandersetzung der Gruppe ist ein sehr gutes Zeichen, da sie Bereitschaft zu Veränderung und zur Aufgabe der bisherigen Haltung signalisiert.

Problemsituationen während der Leistungssensiblen Therapie können also als Chance betrachtet werden, die Inhalte zu vertiefen und den Veränderungsprozess zu unterstützen.

3.7 Grenzen – Was die Leistungssensible Therapie nicht bietet

Ersatz anderer Therapieansätze

Die Leistungssensible Therapie ist *kein* Grundlagenwerk zur Behandlung von Abhängigkeitserkrankungen. Sie ist vielmehr eine wichtige und wirkungsvolle Ergänzung bereits bestehender Konzepte und Behandlungsansätze. Sie ersetzt die motivierende Gesprächsführung mit ihrem humanistischen Ansatz nicht, sondern baut darauf auf. Sie zeigt auf, wie wichtig ein systemischer, das Umfeld berücksichtigender Blickwinkel ist und wie der konstruktive Einbezug nahestehender Personen umgesetzt werden kann. Sie ist aber *kein* Ersatz für den Einbezug nahestehender Personen.

Ursachen der Abhängigkeitserkrankung

Die Leistungssensible Therapie kann die Ursachen der Abhängigkeitsentstehung im Einzelfall *nicht* erklären oder therapieren. Traumatisierungen, interpersonelle Probleme, Symptome weiterer komorbider Erkrankungen müssen mit spezifischen evidenzbasierten Verfahren therapiert werden. Stattdessen ist die LST auf der *Ebene der aufrechterhaltenden Faktoren der Abhängigkeitserkrankung* wirksam. Dort wo die Scham über die eigene Erkrankung und die Beschämung durch andere zur Chronifizierung der Erkrankung beitragen (▶ Kapitel 1).

Wirkungslosigkeit bei Betroffenen ohne Motivation zur Abstinenz oder Konsummengenreduktion

Die Leistungssensible Therapie wurde für Betroffene und deren nahestehenden Personen entwickelt, die sich in Hilfesysteme begeben, um einen Weg aus dem Teufelskreis der Abhängigkeitserkrankung zu finden. Für Personen, die keine Veränderungsbereitschaft und -motivation bezüglich ihres Konsums zeigen, ist sie kein wirksamer Therapieansatz. Sie würdigt durch ihren Aufbau Abstinenzleistungen von abhängigkeitsbetroffenen Personen. Und dies ist nur echt und glaubwürdig, wo diese auch tatsächlich erbracht werden. An dieser Stelle muss aber unbedingt darauf hingewiesen werden, dass viele Abstinenzleistungen von Betroffenen oft gar nicht als solche erkannt werden, z. B.:

- Ein Betroffener bemüht sich um Trinkmengenreduktion: Er trinkt anstatt der gewohnten acht nur sechs Dosen Bier am Abend.
- Er verlegt den ersten Konsum am Tag um eine Stunde nach hinten mit dem Ziel, die tägliche Konsummenge zu reduzieren, konsumiert jedoch weiterhin in stark gesundheitsschädigendem Ausmaß.
- Er lässt sich auf ein Gespräch über sein Konsumverhalten ein und wehrt nicht sofort ab.
- Er kann vereinzelt über seinen Kontrollverlust berichten, seinen Konsum jedoch noch nicht reduzieren.

All diese Beispiele können im direkten oder im weiteren Sinne als Leistungen verstanden werden, die Betroffene im Umgang mit ihrer Abhängigkeitserkrankung erbringen. Eine leistungssensible Reaktion im Sinne einer Würdigung dieser Bemühungen steigert die Wahrscheinlichkeit, dass die Betroffenen ihre Bemühungen fortsetzen – ganz im Gegensatz zu nicht hilfreichen Reaktionen wie Nichtbeachtung oder ausschließlicher Fokussierung auf das Problemverhalten. Die Aussage, dass die Leistungssensible Therapie nur Betroffene mit Veränderungsmotivation in ihren Bemühungen unterstützen kann, gilt also auch dort, wo die Veränderungsmotivation vielleicht erst auf den zweiten Blick erkennbar ist.

4 Drei Erfahrungsberichte

4.1 Interview mit einem Betroffenen

Herr X ist ein 51-jähriger Elektrotechniker mit einer mehrjährigen Abhängigkeitsgeschichte. Er reagierte auf eine Lebenskrise vor 8 Jahren mit Alkoholkonsum, der sich in der Folge stetig steigerte. Auch um seine Arbeitsstelle zu retten, trat er vor 3 Monaten zu einer Entwöhnungsbehandlung in unsere Klinik ein. Herr X erklärte sich bereit, an der Studie zur Leistungssensiblen Therapie teilzunehmen und wurde zufällig der Intervention zugelost. Das folgende Interview fand eine Woche vor dem Behandlungsende statt. Herr X meisterte die Behandlung ohne Rückfall.

Therapeut: Diese Studie war ein Zusatzprogramm der Klinik. Sie wurden zufällig hineingelost. Gab es dennoch Erwartungen, mit denen Sie in die erste LST-Gruppe gegangen sind?

Patient: Ich bin eigentlich frei von Erwartungen gewesen. Ich habe gedacht: Nützt es nichts, dann schadet es auch nichts. Also frei von der Leber weg. Ich habe gedacht, ich gehe hin und mache mit.

T.: Was haben die Inhalte der LST in Ihnen ausgelöst?

P.: Ein sehr starkes persönliches Verstehen der ganzen Suchterkrankung. Die verwendeten Bilder vermitteln das Verständnis für die Sucht und auch für die Leistung, die wir Suchtkranke erbringen. Das ist sehr verständlich bei mir angekommen.

T.: Und hat dieses Verständnis für die Leistung auch etwas auf der emotionalen Ebene verändert?

P.: Da ist das mit dem Stolz. Es wäre mir vorher nicht in den Sinn gekommen, stolz zu sein. Ich meine, ich bin immer noch nicht stolz darauf, in einer Suchtklinik zu sein, aber ich bin stolz darauf, was ich hier leiste. Auf die Idee wäre ich ansonsten nicht gekommen, weil man sich gar nicht bewusst ist, was man eigentlich leistet.

T.: Und glauben Sie, dass dieser Zugang zur Emotion Stolz hilfreich ist für Sie?

P.: Auf alle Fälle. Es gibt mir ein gutes Gefühl. Ich kann zurückschauen auf das, was ich leiste, und darauf kann ich persönlich stolz sein. Viele andere verstehen das nicht, das ist mir klar, aber ich habe jetzt das Verständnis dafür. Ich bin sogar stolz darauf, dass ich stolz auf mich sein kann … *(lacht)*

T.: Hat sich seit ihrer Teilnahme an der LST etwas verändert?

P.: Ganz wichtig war der dritte Gruppenabend mit den Angehörigen. Weil hier ganz offen über die Suchtproblematik gesprochen wurde. Einige meiner Angehörigen sind mit dem Verständnis gekommen: »Jetzt geht der 3 Monate da hin, und danach ist Ruhe, wenn er wieder heimkommt.« Mit dieser Einstellung waren einige da. Und das Verständnis hat sich jetzt komplett geändert. Damit hat sich auch der ganze Kontakt zu meinen Angehörigen positiv verändert. Ich muss mich jetzt nicht mehr rechtfertigen oder erklären. Sie wissen nun um meine Situation und den Hintergrund. Sie wissen jetzt, dass es nicht einfach schnell in den Griff zu kriegen ist, sondern sich in Gottes Namen halt durch das ganze Leben durchzieht und eine Leistung von mir abverlangt.

T.: Glauben Sie, dass die LST Ihnen bei der Aufrechterhaltung der Abstinenz helfen kann?

P.: In Zukunft werde ich mich sicher an diese LST-Gruppen erinnern. Allein das wird schon helfen. Am meisten helfen wird mir aber das Verständnis für meine Suchterkrankung. Im Prinzip kann ich mir nun jeden Abend nach einem abstinenten Tag auf die Schulter klopfen und sagen: »Das ist heute gut gewesen.« Es hilft dabei, in einer guten Beziehung zu sich selbst zu sein und auch schon während der Therapie stolz auf sich zu sein. Nicht nur in der Klinik anwesend zu sein, sondern zu merken, dass man schon in der Klinik etwas Gutes macht. Ich glaube, dass mir das bei der Aufrechterhaltung der Abstinenz hilft.

T.: Was ist aus Ihrer Sicht das Wichtigste an den drei Gruppensitzungen der LST?

P.: Die Verständlichkeit und Einfachheit der Erklärungen, die Gruppenarbeiten während der Sitzungen und natürlich der Einbezug der Angehörigen, der ist absolut wichtig. Zusätzlich ist die kompetente Gruppenleitung sehr wichtig.

T.: Die LST will einen Zugang zur Emotion Stolz vermitteln. Sie will einen Kontrapunkt zu Stigmatisierung und Beschämung setzen. Gelingt der LST dieses Vorhaben?

P.: Das gelingt. Am Angehörigenabend funktioniert das sehr gut. Ich fange jetzt ja wieder an zu arbeiten, und da kommt es darauf an, dass ich es dort auch ein Stück weit vermitteln kann. Das wird sich dann zeigen. Da kommt es darauf an, wie ich mich dann verhalte, auch schon am ersten Arbeitstag. Die Idee hinter der LST ist super. Die Frage ist nun, wie es mir gelingt, das umzusetzen.

T.: Wenn es Ihnen in Zukunft gelingen würde, diesen Kontrapunkt zu Selbstbeschämung und Beschämung von außen zu setzen, wäre dann die LST dabei hilfreich gewesen?

P.: Auf jeden Fall. Im Prinzip ist es so, dass das, was ich meinen Kollegen verklickern können muss, genau das ist, was uns in der LST vermittelt wurde. Und das muss ich eben im kleinen Rahmen meinen Kollegen so vermitteln können. Und dabei ist es eine große Hilfe.

T.: Würden Sie LST auch anderen von einer Abhängigkeitserkrankung betroffenen Menschen empfehlen?

P.: Ich werde es auf alle Fälle weiterempfehlen. Erstens ist es ein kurzes Angebot. Nichts was sich über die ganze Therapie hinzieht. Wichtig ist, dass es relativ früh in der Therapie stattfindet. Und ich bin der Überzeugung, dass die meisten da etwas Positives mitnehmen können. Ja, ganz sicher.

T.: In der dritten Sitzung wurden Ihre nahestehenden Personen miteinbezogen. War das für Sie hilfreich und wenn ja, warum?

P.: Das habe ich vorhin ja schon mitbeantwortet. Der Umgang mit ihnen vereinfacht sich natürlich. Sie haben nun dieses leistungssensible Verständnis, und sie verbreiten dieses Verständnis auch noch ein Stück weit mehr nach außen. Das ist ja das, was ich schon nach der ersten Sitzung gesagt habe. Man sollte eigentlich tausend Personen einladen zu dieser Veranstaltung.

T.: Glauben Sie, dass auch die nahestehenden Personen von dem Angebot profitieren konnten?

P.: Ja. Alle wussten ja, was mit mir los ist. Wir haben aber nicht darüber geredet, nur oberflächlich, aber nicht im Detail. Und das ist das, was jetzt passiert, wenn ich sie am Wochenende besucht habe. Wir haben uns vertieft darüber unterhalten. Also, es ist jetzt viel weniger ein Tabu als vorher.

T.: Was würden Sie an der LST verändern oder verbessern wollen?

P.: Da kann ich jetzt nichts anfügen. Für mich hat das so gepasst.

T.: Gibt es sonst noch irgendetwas, was Sie zur LST gern sagen möchten?

P.: Ich hoffe eigentlich, dass dieses Therapiegefäß [ein spezielles Angebot im Rahmen eines Therapieprogramms; Anm. d. Autoren] in dieser Klinik oder auch in anderen Kliniken so schnell wie möglich für alle Patienten eingesetzt werden kann.

T.: Vielen Dank, dass Sie sich Zeit für diese Fragen genommen haben, und auch für das positive Feedback!

4.2 Interview mit betroffenen Angehörigen

Zum Interview wurden zwei Elternpaare gebeten:

- Ehepaar M. hat im Rahmen der dritten Sitzung, zu der unsere Patient_innen ihre nahestehenden Personen einladen können, an der Leistungssensiblen Therapie teilgenommen. Ihr Sohn ist seit mehreren Jahren von illegalen Drogen abhängig und hat schon mehrere Therapieversuche hinter sich. Es ist schon einige Monate her, dass er die Therapie bei uns abgeschlossen hat. Seither kommt es nach 2 bis 3 stabilen Monaten immer wieder zu Konsumphasen.
- Ehepaar B. engagiert sich in einer Selbsthilfegruppe für Angehörige von Menschen mit einer Abhängigkeitserkrankung. Sie haben im Rahmen eines Vortrags die Inhalte der Leistungssensiblen Therapie kennengelernt. Ihr Sohn ist ebenfalls seit einigen Jahren von illegalen Substanzen abhängig, hat therapeutische Hilfe bisher jedoch abgelehnt. Weder er noch seine Eltern haben an der Leistungssensiblen Therapie teilgenommen. Die beiden Ehepaare kennen sich aus der Selbsthilfegruppe.

Therapeut: Ehepaar M., was ging Ihnen durch den Kopf, als Ihr Sohn Sie zu diesem Angehörigenabend eingeladen hat, und mit welchen Erwartungen sind Sie zu diesem Anlass erschienen?

Frau M.: Wir wussten gar nicht, dass es ein Angehörigenabend ist. Er hat gesagt, wir hätten ein Gespräch *(lacht)*, ob wir einverstanden wären, ein Gespräch mit Ihnen zu haben.

Herr M.: Wir haben immer Erwartungen, wenn wir mit Fachpersonen reden können. Ganz klar. Vielleicht erfährt man etwas Neues, etwas was man ändern oder besser machen könnte im Umgang.

Frau M.: Und was noch toll war: Er hat ja gesagt, wir dürfen noch jemand mitbringen, und sein Bruder hat dann sofort gesagt, dass er auch mitkommen möchte. Das hat mich auch sehr gefreut.

T.: Was haben die Inhalte der LST in Ihnen ausgelöst?

Frau B.: Es sollte noch etwas geben, was noch früher ansetzt. Dass es überhaupt zu dieser Therapie kommt.

Frau M.: Also mir ist sehr vieles klarer geworden. Wie viel Druck auf einem Suchtkranken ist, wenn er so arbeitet. Ich hätte nicht damit gerechnet, dass es so schwer ist, von einer Sucht wegzukommen.

Herr M.: Ich kann es aufgrund meiner eigenen Nikotinsucht schon nachvollziehen, wie schwer das ist. Das ist eigentlich das Gleiche.

Frau B.: Ich habe mir noch gedacht: endlich einmal etwas, bei dem die Eltern miteinbezogen werden. Dass die auch angehört werden.

Herr B.: Bei mir ist die LST gut angekommen. Eine gute Sache. Wir haben einfach bedauert, dass unser Sohn nicht entsprechend aussteigen will. Daher ist es für uns gar nicht so das richtige Thema gewesen. Unser Sohn will nicht. Er hat noch keinen Versuch unternommen.

T.: Und das auszuhalten ist die Leistung, die Sie erbringen?

Herr B.: Ja.

T.: Okay. Gibt es noch mehr, was die LST ausgelöst hat?

Frau M.: Also ich glaube, wir sind nachher anders damit umgegangen. Mit Außenstehenden. Als wir nach dem Angehörigenabend heimgefahren sind, haben wir uns angeschaut und mussten schmunzeln. Wir haben gesagt, hey, wir haben einen drogensüchtigen Sohn, aber weißt du was, wir machen das super.

T.: Wow. Okay. Das freut mich zu hören.

Frau M.: Also das ist mir so geblieben. Wir reden jetzt viel mehr darüber.

Herr M.: Wir sind ja an diesem Abend noch ins Wallis gefahren und hatten viel Zeit zum Reden. Wir haben da 2 ½ Stunden über den Abend geredet. Und dieses Reden hat uns auch noch viel gebracht, auf dem Weg ins Wallis im Auto.

Frau M.: Also wir reden jetzt auch mehr mit unserem Umfeld über die Sucht unseres Sohnes. Also mir geht es so. Ich verstecke mich nicht mehr.

Herr M.: In meinem Freundeskreis kann ich das auch. Aber auf der Arbeit könnte ich das nicht. Da will ich es auch nicht. Ich will mich dem Gerede nicht aussetzen. Meine Chefs und meine engsten Arbeitskollegen wissen es.

Frau M.: Aber es ist leichter geworden, darüber zu reden.

Herr M.: Und auch in der Verwandtschaft. Ich habe früher so abwehrend reagiert, dass sie sich irgendwann nicht mehr getraut haben zu fragen. Ich habe das abgeblockt. Ich wollte einfach nicht sagen, wie es uns tatsächlich geht. Aber mit unseren Kindern, wie wir nun mit ihnen darüber reden, das hätte ich früher nicht gemacht. So im Sinne: Das geht die nichts an. Und heute wird oft von Freunden gefragt: »Du, wie geht es deinem Sohn?« Und wir merken ein ernsthaftes, echtes Interesse.

T.: Sie haben die nächste Frage eigentlich schon beantwortet. Sie lautet: Was hat sich durch LST verändert?

Frau B.: Also ich habe das jetzt schon im Hinterkopf. Den Ansatz mit dem Lob und der Würdigung. Nicht nur in Bezug auf die Sucht, sondern auch am Arbeitsplatz, im alltäglichen Leben. Im Umgang mit unserem Sohn kommt mir das auch immer wieder in den Sinn. Gut, an Weihnachten ist es uns nicht gelungen, aber ich versuche schon, ihn für die Dinge zu loben, die er trotz seiner Suchterkrankung gut macht.

Herr M.: Ich glaube, wir hatten noch nie so unverkrampfte Weihnachten wie dieses Jahr. Und ich glaube, das hatte auch mit diesem Angehörigenabend zu tun. Vorher war immer alles so verkrampft, und jetzt ist alles viel ruhiger gewesen. Wir verkrampfen uns nicht mehr so fest. Ich glaube, der Abend hat etwas ausgelöst. Der hat unser Verhalten gegenüber dem Sohn verändert. Und irgendwie kommt da auch etwas retour. Wir spüren das.

Frau M.: Wenn man überlegt, was seit dem Abend eigentlich los ist. Obwohl er die Klinik vorzeitig verlassen musste, hält er sich einige Wochen lang sehr gut, dann halt mal wieder ein Absturz, und dann hält er sich aber wieder.

Herr M.: Wobei – man muss alles sehen. Wir haben noch mehr verändert. Ihm den Hausschlüssel abgenommen und kein Geld mehr gegeben. Nur noch materielle Hilfe. Es ist also auch etwas unklar, was genau es ausmacht, dass es nun besser läuft. Der Abend hat Denkanstöße gegeben, die Inhalte waren nachvollziehbar, und deshalb haben wir auch so lange darüber diskutiert. Natürlich gibt es immer noch Momente, in denen wir wütend werden. Aber Tatsache ist, dass wir seit Jahren mal wieder vernünftige Weihnachten und ein vernünftiges Neujahr hatten.

T.: Glauben Sie, dass die LST Ihnen im Umgang mit der Abhängigkeitserkrankung Ihres Sohnes helfen kann? Wenn ja, können Sie das begründen?

Frau M.: Ja. Weil wir nun offener sind. Das meiste haben wir ja eben schon gesagt.

T.: Was ist aus Ihrer Sicht das Wichtigste an der LST?

Frau M.: Dass die Sucht als Krankheit deklariert wird. Dass unser Sohn nicht »einfach ein Junkie« ist.

Frau B.: Die Erwartungshaltung ist eine andere, wenn man die Leistung, die ein Suchtkranker erbringt, wirklich versteht. Das ist etwas, was mir eingefahren ist. Auch dass die Angehörigen einbezogen werden, ist sehr wichtig *(Zustimmung aller anderen)*.

T.: Die LST will einen Zugang zur Emotion Stolz vermitteln. Auch bei den Angehörigen. Sie will einen Kontrapunkt zu Stigmatisierung und Beschämung setzen. Gelingt der LST dieses Vorhaben? Wie haben Sie das erlebt?

Herr B.: Ich habe das ganz klar so verstanden. Auch dass es das Ziel ist. Leider war ich nicht an diesem Angehörigenabend, aber so wie ich den Vortrag verstanden habe, habe ich keinen Zweifel, dass es so passiert.

Frau M.: Also uns hat es sicher etwas gebracht *(Zustimmung ihres Ehemanns)*.

Herr M.: Wir haben eine ganz andere Sichtweise bekommen. Wir haben einen Anstoß bekommen, das Ganze aus einer anderen Perspektive anzuschauen. Und das hat sehr viel gebracht. Das ist auch das, was wir gesucht haben. Es aus einem anderen Blickwinkel anzuschauen. Deswegen gehen wir ja auch in die Selbsthilfegruppe.

Frau B.: Also es ist natürlich einfacher, stolz zu sein, wenn es gerade gut läuft. Nicht so wie gerade bei uns an Weihnachten, als wir genau das Gegenteil erlebt haben. Es gibt Momente, in denen wir sagen, dass wir es gut machen. Aber an Weihnachten haben wir wieder alle roten Knöpfe, die es bei unserem Sohn gibt, gedrückt. Einfach weil ich dermaßen wütend über sein Verhalten war und sein Auftreten, dass ich mich fast nicht mehr gespürt habe. Und dann ist der Stolz natürlich nicht da. Das war wie ein Rückfall von mir.

T.: Ihr Beispiel zeigt sehr gut, dass auch Angehörigen extrem viel abverlangt wird. Das auszuhalten ist auch eine extrem starke Leistung.

Frau B.: Wir müssen das mit dem Stolz auf ganz kleine Sachen runterbrechen. Und nicht das Ziel mit der Suchtfreiheit. Eher an den kleinen Sachen noch Freude haben und stolz sein.

T.: Würden Sie die LST auch anderen Angehörigen suchtkranker Menschen empfehlen?

Herr M.: Ich kenne einige Angehörige von suchtkranken Menschen, bei denen ich glaube, dass die LST ihnen helfen würde.

Frau M.: Und ich würde es Angehörigen generell empfehlen, wenn sie an dem Punkt sind, dass der Betroffene Hilfe zulässt.

Herr M.: Wenn ich sehe wie X *(Name einer guten Bekannten)* eigentlich immer nur klagt, ohne einen Ansatz, auch nur irgendetwas Positives zu sehen. Es passiert immer das Gleiche. Sie kommt nie aus diesem Kreislauf raus. Dort bräuchte es auch einmal einen Anstoß, um aus dieser negativen Spirale rauszukommen.

Frau B.: Ich fände es gut, wenn es die LST auch nur für die Angehörigen gäbe.

T: Das wird es so bald geben. Wir werden die LST so erweitern, dass sie sich auch direkt an Angehörige richtet und dass diese dann die betroffenen Familienmitglieder einladen können zum Angehörigenabend. Genau umgekehrt also wie bei der LST für Betroffene.

Herr M.: Das ist cool! Das würde vielen auch in unserer Selbsthilfegruppe guttun. Das wäre eine Chance.

T.: Nicht nur die Betroffenen werden in der LST als Leistungserbringer gewürdigt, sondern auch die Angehörigen. Ist das aus Ihrer Sicht notwendig und wichtig? Wenn ja, warum?

Herr B.: Das ist sehr wichtig, weil wir mindestens ebenso häufig wie die Betroffenen Rückschläge verkraften müssen und weil wir moralisch angeschlagen sind. Da hilft jede Würdigung und Motivation.

Frau B.: Ich weiß noch, wie oft wir uns in der Anfangsphase die Frage gestellt haben, was wir falsch gemacht haben. Sind wir schuld? Wir haben nach einer etwas besseren Phase nie gesagt: »Das haben wir gut gemacht!«, sondern uns bei Rückschlägen immer nur selbst die Schuld gegeben.

Herr B.: Schön wäre, wenn die Betroffenen uns auch mal würdigen würden.

T.: Das ist ein Ziel des Angehörigenabends.

Frau M.: Bei unserem Sohn hat das etwas gebracht. Der hat jetzt schon öfters gesagt: »Mama, mach dir kein schlechtes Gewissen, du bist ganz sicher nicht schuld.«

Herr M.: In unserer Selbsthilfegruppe kommen viele allein, ohne Partner. Und in unserem Umfeld kenne ich zwei Ehepaare, die sich wegen der Suchtproblematik in der Familie getrennt haben. Weil es immer nur Streit gegeben hat. Da wären unsere Selbsthilfegruppe und die Inhalte der LST sehr wichtig. Vielleicht würden diese Sichtweisen Familien dabei helfen zusammenzubleiben.

T.: Was würden Sie an LST verändern oder verbessern wollen?

Herr M.: Wir haben jetzt das Glück, dass unser Sohn bei euch in der Klinik an der LST teilgenommen hat. So haben wir es dort beim Angehörigenabend das erste Mal gehört und gesehen. Dann sind Sie noch zu uns in die Selbsthilfegruppe gekommen. Da haben wir es nochmal gehört. Dann sind Sie noch zu uns an die Generalversammlung unseres Angehörigenvereins gekommen. Wir haben es also drei Mal gehört. Und heute für das Interview diskutieren wir das nochmals vertieft und wiederholen das. Wenn jemand das nur einmal hört, dann verflacht das sicher irgendwann wieder. Es wäre gut, das immer mal wieder zu wiederholen über eine bestimmte Zeit *(Zustimmung der anderen).*

Frau B.: Wie ich es vorhin schon gesagt habe – ich fände es gut, wenn man schon »weiter unten« anfangen würde: zuerst die Eltern und Angehörigen ins Boot holen und über diesen Weg unter Umständen die Betroffenen erreichen. Also die LST als Angebot für Angehörige. So wie Sie es nun vorhaben.

Frau M.: Die Rückmeldungen waren so gut. Die Bilder und die Analogien sind so verständlich.

T.: Gibt es noch irgendetwas, was Sie zur LST sagen möchten?

Herr M.: Eine größere Gruppe von Menschen, die betroffen sind, sollte Zugang zur LST haben. Nicht nur in der »Klinik im Hasel« [Ort der Institution, in der die Autoren arbeiten] *(Zustimmung der anderen).*

4.3 Interview mit einem Peer-Mitarbeiter

Therapeut: Sie haben die LST jetzt bei uns in Ihrer Rolle als Peer-Mitarbeiter kennengelernt, nachdem Sie vor 7 Jahren in unserer Klinik selbst eine Entwöhnungsbehandlung absolviert haben. Heute blicken Sie auf einen sehr erfolgreichen Suchtausstiegsprozess zurück, den Sie auch mithilfe der Narcotics Anonymous [»NA«; Selbsthilfegruppe für Substanzabhängige mit sehr ähnlichen Regeln wie die »Anonymen Alkoholiker«, AA] bewerkstelligen konnten. Tatsächlich haben Sie gerade Ihr 7-jähriges Abstinenzjubiläum feiern dürfen. Eine erstaunliche Leistung! Sie haben nun als Peer-Mitarbeiter zwei LST-Interventionen beigewohnt und einerseits beobachtet, wie die Teilnehmenden darauf reagiert haben. Andererseits sind Sie selbst Betroffener und haben eventuell die LST-Inhalte auch in Bezug auf Ihren eigenen persönlichen Umgang mit Ihrer Erkrankung reflektiert. Wie haben Sie die LST in Ihrer Rolle als Peer-Mitarbeiter erlebt? Was haben die Inhalte bei Ihnen ausgelöst?

R. T.: Ich habe gemerkt, dass das Thema Scham und Schuld auch bei mir noch sehr präsent war, auch nach 7 Jahren Abstinenz und viel Reflektion und Arbeit an mir selbst und der Sucht … dass das Thema Scham und Schuld sehr, sehr tief sitzt. Und ich mir über die 7 Jahre nie eingestanden habe, stolz zu sein … die Haltung von Stolz zu haben. Dass ich immer das Gefühl gehabt habe, ich bin noch irgendetwas schuldig, ich habe immer das Gefühl gehabt, ich muss mehr leisten als andere. Dabei habe ich ja schon mehr geleistet. *(Lacht)* … Also ich habe immer sehr viel Dankbarkeit empfunden dafür, dass ich nichts mehr nehmen muss. Aber mir zu erlauben, stolz zu sein, das nicht! Es ist auch immer eine Angst da gewesen, dass der Stolz mit Übermut verbunden sein könnte. Oder besser gesagt, ... Hochmut ist das, was vor dem Fall kommt. Ja durch den Inhalt der ersten Sitzung, als ich da das erste Mal dabei war, ist mir bewusst geworden, dass das auch bei mir noch so tief sitzt. Und mir die Erlaubnis zu geben, hey, ja, ich darf wirklich stolz sein, ich darf stolz sein, ich mache als Suchtkranker ja schon mehr als alle anderen. Ich muss auch nach 7 Jahren Abstinenz immer noch darauf achten und an mir arbeiten, dass es so bleibt. Und das muss ich noch das ganze Leben leisten. Ich mache ja schon mehr ... ich darf stolz sein darauf. Das war eine unheimlich starke Energie, die dort frei wurde. Eine sehr motivierende Energie. Und das ist das, was ich auch in meiner Rolle als »Peer« miterlebe. Jetzt gerade bei der letzten Sitzung. Am Schluss ist es für mich total spürbar gewesen, wenn Menschen einfach jahrelang in dieser Scham gefangen sind und dann auf einmal merken ... ja, ich muss mich gar nicht schämen, ich darf stolz sein auf das, was ich gerade mache. Bei denjenigen in der Gruppe, bei denen dieses Licht aufgeht, da ist eine ganz starke Energie spürbar in dem Moment, die unheimlich viel Antrieb geben kann.

T.: Es geht in der LST um eine Haltungsveränderung. Ist das aus Ihrer Sicht sinnvoll und notwendig?

R. T.: Ja. Absolut. Die erste Frage habe ich vor allen Dingen auf die erste Sitzung der LST hin beantwortet. Aber bei der LST geht es ja einerseits um die Haltungsveränderung der Betroffenen, andererseits auch der Angehörigen, die dann dazukommen. Durch neues Wissen können die Angehörigen ihre Tendenz zur Stigmatisierung, welche durch die vielen Verletzungen durchaus nachvollziehbar ist, erkennen, und so können auch sie mit einer anderen Haltung ihren betroffenen Familienmitgliedern begegnen. Für Betroffene ist die Haltungsänderung extrem wichtig, weil wenn ich stolz bin auf etwas, dann kann ich mich damit auch zeigen. Das heißt, solange ich nicht mehr in dieser Scham verharre, ist die Gefahr viel kleiner, dass ich mich wieder verstecken muss und intransparent bin. Und in dem Modus, in dem ich mich oder Teile von mir verstecken muss, da fange ich wieder an, mich zu isolieren. Und dann hat die Sucht ein viel leichteres Spiel. Und es gibt unheimlich viel mehr Freiheit, wenn ich mich nicht mehr verstecken muss.

T.: Glauben Sie, dass der Zugang zur Emotion Stolz für einen gelingenden Suchtausstiegsprozess wichtig ist und, wenn ja, warum?

R. T.: Das eine ist die Energie, die frei wird durch die Emotion Stolz. Das ist eine sehr, sehr konstruktive Energie. Diese Energie ist eine Motivation. Es gibt eine Belohnung dafür, abstinent leben zu wollen. Auf dem Weg zur Abstinenz oder auch auf dem abstinenten Weg ist die Emotion Stolz wie eine positive Belohnung, die wie ein Treibstoff wirkt, um den Weg weitergehen zu können. Dieser Belohnungseffekt kann wesentlich dazu beitragen, dass Belohnung nicht mehr durch Substanzmissbrauch produziert werden muss.

T.: In der dritten Sitzung werden Angehörige ebenfalls für ihre Leistungen und die Leistungen der Betroffenen sensibilisiert. Wie bewerten Sie dieses Vorgehen?

R. T.: Dieses Vorgehen bewerte ich im Hinblick auf einen gelingenden Ausstiegs- und einen darauf folgenden erfolgreichen Genesungsprozess als enorm wichtig. Die Sitzung hat einen stark entstigmatisierenden Charakter und ermöglicht es nach oft vielen erlebten Enttäuschungen, wieder Verständnis für die jeweils andere Seite zu schaffen und aufeinander zuzugehen. Zudem habe ich die Erfahrung gemacht, dass ein gelingender Suchtausstiegsprozess ohne Unterstützer im Umfeld dauerhaft nicht möglich oder nur schwer realisierbar ist.

T.: Was ist aus Ihrer Sicht das Wichtigste in den drei Gruppensitzungen der LST?

R. T.: Da die drei LST Sitzungen systematisch und sinnvoll aufeinander aufbauen, fällt es mir schwer, ein wichtigstes Element zu extrahieren. Am ehesten priorisieren würde ich den Start mit der ersten Sitzung. Durch diese Inhalte kann die oft schon seit Jahren bestehende Selbststigmatisierung und die daraus folgende Selbstabwertung durchbrochen werden. In ihr sehe ich als Betroffener das Potenzial, welches es ermöglichen könnte, einen dauerhaften Suchtausstieg zu schaffen, auch wenn der Einbezug von Angehörigen scheitert.

T.: Hilft die LST aus Ihrer Sicht Betroffenen dabei, eine konstruktive Haltung gegenüber ihrer Erkrankung einzunehmen und Schamgefühle zu reduzieren?

R. T.: Ja, auf jeden Fall!

T.: Würden Sie die LST anderen Betroffenen mit einer Abhängigkeitserkrankung weiterempfehlen?

R. T.: Unbedingt! Zum einen weil LST durch das Durchbrechen der Selbstabwertung dabei unterstützt, ein positives Selbstbild zu kreieren. Dies hat zur Folge, dass sich Betroffene in ihrem sozialen Umfeld weniger oder gar nicht mehr verstecken müssen, weil sie auch weniger von Scham getrieben sind. Daraus resultiert wiederum ein Zuwachs an Autonomie, welcher es ermöglicht, mehr wichtige positive Erfahrungen zu machen. Diese führen zu mehr Wohlbefinden und die betroffene Person unterliegt logischerweise einer geringeren Gefahr, Wohlbefinden durch Substanzkonsum produzieren zu müssen. Zum anderen sehe ich die LST als einfach anzuwendende Intervention, die viel Potenzial aufweist, ein leistungssensibles, unterstützendes Umfeld aufzubauen. Nach Jahren von Konflikten in Beziehungen kann es mit wenig Aufwand wieder gelingen, wertschätzende Beziehungen aufzubauen und zu pflegen.

T.: Gibt es sonst noch etwas, was Sie gerne zur LST sagen würden?

R. T.: Ich bin begeistert, wie viel die LST mit vergleichsweise wenig Aufwand im Denken, in der Haltung und im

Handeln der von Sucht betroffenen Menschen und auch bei deren Angehörigen verändern kann. LST bietet sehr viel Treibstoff für Veränderung.

T.: Vielen Dank für die ausführlichen und differenzierten Antworten!

5 Empirische Befunde

In zwei Studien haben wir die Wirksamkeit der Leistungssensiblen Therapie in stationären Settings untersucht.

Wirksamkeit der LST im qualifizierten Entzug

Die erste Studie folgte einem sequenziellen Interventions- und Kontrollgruppendesign und wurde im qualifizierten Entzug durchgeführt (Fleckenstein & Heer, 2013). 25 Patient_innen nahmen zusätzlich zur klinikühlichen Behandlung an der LST teil, 32 bildeten die Kontrollgruppe. Patient_innen, welche an der LST teilnahmen, erlebten signifikant weniger Rückfälle als die Patient_innen der Kontrollgruppe (▶ Tabelle 3).

Tabelle 3: Absolute Anzahl und prozentuale Häufigkeit von Personen, die im Verlauf der Entzugsbehandlung rückfällig wurden. Die Häufigkeit der Konsumereignisse wurde nicht berücksichtigt.

	Anzahl *(n)*	Rückfall	Kein Rückfall
Kontrollgruppe	32	11 (34,4 %)	21 (65,6 %)
Interventions-gruppe	25	2 (8 %)	23 (92 %)
Gesamt	57	13 (22,8 %)	44 (77,2 %)

Wirksamkeit der LST in der stationären Entwöhnungstherapie

Die zweite Studie überprüfte die Wirksamkeit der LST in der stationären Entwöhnungstherapie (Fleckenstein et al., 2019). In einer randomisierten Kontrollgruppenstudie wurden 55 Patient_innen mit einer Abhängigkeitserkrankung der Interventionsgruppe und 85 Patient_innen der Kontrollgruppe jeweils zufällig zugeordnet. Die Patient_innen der Interventionsgruppe nahmen zusätzlich zum regulären Therapieprogramm der Klinik an der LST teil. In dieser LST-Interventionsgruppe wurden signifikant weniger Patient_innen rückfällig als in der Kontrollgruppe (▶ Tabelle 4). Wie die Ergebnisse zeigen, erhöht die Kultivierung einer leistungssensiblen Haltung bei Patient_innen mit einer Abhängigkeitserkrankung die Abstinenzsicherheit. Die LST ist somit eine sinnvolle, wirksame Ergänzung zur bisher üblichen evidenzbasierten stationären Behandlung.

Tabelle 4: Absolute Anzahl und prozentuale Häufigkeit von Personen, die im Verlauf der Entwöhnungsbehandlung rückfällig wurden. Die Häufigkeit der Konsumereignisse wird nicht berücksichtigt.

	Anzahl *(n)*	Rückfall	Kein Rückfall
Kontrollgruppe	85	44 (51,8 %)	41 (48,2 %)
Interventions-gruppe	55	21 (38,2 %)	34 (61,8 %)
Gesamt	140	65 (46,4 %)	75 (53,6 %)

6 Ausblick

Nachdem wir nun die LST mit Anliegen, theoretischem Hintergrund, Umsetzung und wissenschaftlicher Überprüfung ausführlich vorgestellt haben, wollen wir in die Zukunft schauen und wichtige Weiterentwicklungen der LST und neue Einsatzbereiche vorstellen.

6.1 Selbstmitgefühl

Aus Kapitel 2.1.3 wissen wir: Die Mehrheit der Patient_innen mit einer Abhängigkeitserkrankung erlebt sowohl während der aktiven Gebrauchsphase als auch während der Entwöhnung starke Schamgefühle (Meehan et al., 1996; Treeby, 2011). Die Patient_innen schämen sich dafür, dass sie die Krankheit entwickelt haben, es nicht aus eigenen Stücken schafften, abstinent zu leben, und dass sie Angehörige und Freunde belastet haben. Sie nehmen sich häufig als unzulänglich wahr und kritisieren sich massiv, insbesondere bei einem Rückfall (Abstinenzverletzungseffekt; Marlatt & Gordon, 1985).

Schamgefühle erhöhen die Wahrscheinlichkeit für einen Rückfall (Walton et al., 1994; Wiechelt & Sales, 2001; Randles & Tracy, 2013). Schamgefühle und Selbstkritik sind generelle *Risikofaktoren* für die Entwicklung verschiedener psychiatrischer Symptome wie niedriger Selbstwert, Depression oder Essstörungen (Überblicke bei Tangney & Dearing, 2002; Kannan & Levitt, 2013).

In Kapitel 2.1.2 und Kapitel 2.1.3 ist zudem beschrieben, dass Menschen beim Erleben starker Schamgefühle *Abwehrmechanismen* wie Suchtmittelkonsum, Verleugnung, Gewalt, Überkompensation oder Projektion einsetzen, um diese Gefühle aushalten und integrieren zu können (Marks, 2016). Diese Abwehrmechanismen kommen auch zum Einsatz, um sich vor starker Selbstkritik zu schützen. Sie verhindern womöglich, dass Patient_innen ihren Anteil an der Entstehung und Aufrechterhaltung der Abhängigkeitserkrankung realistisch betrachten und dafür die Verantwortung übernehmen können. Wahrscheinlich verringert die Abwehr der inneren selbstkritischen Stimmen und der Schamgefühle die Veränderungs- und Therapiemotivation der Patient_innen.

Wie in den letzten Jahren klar geworden ist, kann Selbstmitgefühl ein Puffer gegen Schamgefühle und psychische Leiden im Allgemeinen sein (Neff, 2003a; Gilbert & Procter, 2006). Deshalb lohnt es sich, das Selbstgefühl genauer zu betrachten.

6.1.1 Was ist Selbstmitgefühl?

Selbstmitgefühl ist eine Haltung gegenüber uns selbst, welche uns insbesondere im Falle von Widrigkeiten, Schmerz und Scheitern dazu befähigt, uns liebevoll, verständnisvoll und nicht verurteilend und kritisierend zu begegnen. Wie Kristin Neff, die Pionierin der Erforschung des Selbstmitgefühls in der westlichen Psychologie, postuliert, besteht Selbstmitgefühl aus drei Kernkomponenten (Neff 2003a; Warren et al., 2016):

- Selbstfreundlichkeit
- Verbindende Humanität
- Achtsamkeit

In der buddhistischen Philosophie existiert dieses Konzept schon seit langer Zeit (Salzberg, 1997).

Selbstfreundlichkeit

Selbstfreundlichkeit bedeutet, sich – insbesondere in Zeiten des Leids oder bei persönlichem Versagen –, nicht zu verdammen und zu kritisieren, sondern auch dann wohlwollend, liebevoll und akzeptierend zu begegnen. Das Gegenteil von Selbstfreundlichkeit ist Selbstverurteilung. Patient_innen mit Abhängigkeitserkrankung neigen oftmals dazu, sich selbst zu verdammen und sich die Schuld an Rückfällen und Krisen zu geben:

- »Ich bin so unfähig und willenlos.«
- »Ich bin so verabscheuungswürdig und habe keine Zuneigung und Respekt verdient.«
- »Ich habe alles falsch gemacht und werde auch in Zukunft nichts richtig machen.«

Dies sind nur einige der (inneren) Sätze, die Patient_innen mit Abhängigkeitserkrankung sich im Stillen sagen, wenn sie z. B. nach einer abstinenten Phase gegen ihre Absicht konsumiert haben. Oftmals hat diese brutal selbstkritische Haltung die Konsequenz eines erneuten Konsums, um diese Kritik zu bestätigen oder sie nicht mehr in ihrer Heftigkeit aushalten zu müssen.

Sich selbst freundlich begegnen würde bedeuten, dass man Kontakt zu sich aufnimmt, indem man sich z. B. auf eine beruhigende Art und Weise berührt oder sich mit tröstenden, akzeptierenden Worten an sich wendet:

> »Das ist gerade eine schwierige Situation. Ich habe mich so bemüht und angestrengt und wollte nie wieder konsumieren. Nun ist es doch passiert, und ich bin traurig

und enttäuscht. Was kann ich jetzt tun, um mich zu trösten?«

Verbindende Humanität

Verbindende Humanität bedeutet das Bewusstsein, dass alle Menschen in ihren Erfahrungen verbunden sind. Wir alle machen Fehler, erleben und verursachen Schmerzen, scheitern, müssen uns den verschiedensten Herausforderungen stellen, suchen nach Glück und Geborgenheit. Der Gegenpol zur verbindenden Humanität ist die Selbstisolation, die mit Einsamkeit einhergeht.

Patient_innen mit einer Abhängigkeitserkrankung berichten häufig von Isolationsgefühlen und sozialem Rückzug während der aktiven Gebrauchsphase und während der Entwöhnung. Sie fühlen sich unzulänglich, unverstanden und mit ihren Problemen allein auf der Welt. Anzuerkennen, dass Leiden, Krankheit und Fehler zum Menschsein dazugehören, kann zunächst zu vielen schmerzhaften Gefühlen führen, aber schlussendlich zu einem tröstenden Gefühl der Verbundenheit. Wenn Patient_innen das erste Mal in eine Gruppentherapie oder eine Selbsthilfegruppe gehen, benennen sie zumeist als ersten positiven Effekt, dass sie sich nicht mehr so allein fühlen.

Achtsamkeit

Mit Achtsamkeit ist gemeint, dass man schmerzhafte, unangenehme Gefühle und Gedanken ohne Bewertung wahrnimmt, ohne sie zu vermeiden oder sie zu übertreiben. Es ist die Fähigkeit, Gefühle und Gedanken als Beobachter wahrzunehmen und nicht damit zu verschmelzen. Bestimmte Gefühle und Gedanken nicht als unveränderlich, immerwährend anzusehen, sondern als etwas, was im Hier und Jetzt durch unser Bewusstsein zieht und im nächsten Moment sich schon verändert haben wird.

Wie in den Kapiteln 2.1.2, 2.1.3 und 6.1 beschrieben, nutzen unter anderem Patient_innen mit einer Abhängigkeitserkrankung Abwehrmechanismen, um mit Schamgefühlen oder anderen, meist aus Selbstverurteilung resultierenden, negativen Gefühlen umzugehen. Sie haben unbewusst Angst, diese Gefühle nicht aushalten zu können, und wehren sie ab. Mitfühlend mit sich selbst umgehen zu können, setzt aber voraus, dass wir die schmerzhaften Gefühle wahrnehmen. Sonst wüssten wir ja gar nicht, dass die Notwendigkeit für Selbstmitgefühl besteht.

Ein weiterer, oben noch nicht genannter Abwehrmechanismus ist die Tendenz, bei Schwierigkeiten (z. B. nach einem eigenen Fehler) sofort nach Lösungen zu suchen, anstatt zunächst wahrzunehmen, dass man z. B. traurig und enttäuscht ist und sich innerlich gerade »runtermacht«. Die bewertungsfreie, nicht verurteilende Wahrnehmung, auch des Faktes, dass man sich gerade selbst verurteilt, schafft Distanz zu den eigenen Emotionen. Diese Distanz macht es überhaupt erst möglich zu überdenken, wie man auf die entstandenen Gefühle reagieren möchte, und positive, heilsame Gefühle gegenüber sich selbst zu entwickeln.

Es gibt ausgezeichnete Therapieprogramme für Abhängigkeitserkrankungen (Bowen et al., 2012) und andere psychische Störungen oder Erkrankungen (Goldberg et al., 2018), welche die Prinzipien der Achtsamkeit nutzen. Symptomverbesserungen durch solche Therapieprogramme scheinen durch eine Verstärkung des Selbstmitgefühls vermittelt zu sein (Kuyken et al., 2010).

Während die meisten Menschen sehr mitfühlend und unterstützend *mit ihren Mitmenschen* umgehen, sind sie doch oftmals viel kritischer und abwertender *sich selbst gegenüber:* Sie maßregeln sich innerlich oder auch äußerlich für ihre »Charakterschwächen« oder Fehler, in dem sie sich als »Totalversager«, »dumm«, »unfähig«, »nicht liebenswürdig« beschimpfen oder sich selbst verletzen; sei es durch das tatsächliche Zufügen körperlicher Wunden oder durch exzessiven Substanz- oder Essenskonsum.

Begriffliche Abgrenzung des Selbstmitgefühls

Das Selbstmitgefühl ist von den Konzepten Selbstmitleid und Selbstwert abzugrenzen. Während Selbstmitleid mit der Konzentration und Übertreibung des eigenen Leidens und somit mit dem Eintauchen in dieses verbunden ist, führt Selbstmitgefühl zu einer gewissen Distanz zum eigenen Leiden, zu der Erkenntnis, dass schwere Zeiten zu jedem Leben gehören, und somit zu einem stärkeren Gefühl der Verbundenheit mit den Mitmenschen.

Wenngleich Selbstmitgefühl und Selbstwert in einem positiven wechselseitigen Verhältnis stehen (Neff, 2003b), sind sie doch nicht identisch:

- Der Selbstwert, den ein Mensch sich zumisst, ergibt sich einerseits aus der Bewertung seiner sich selbst zugesprochenen Eigenschaften und Kompetenzen und andererseits aus den wahrgenommenen Bewertungen seiner Mitmenschen. Also ist der Selbstwert von den erlebten Erfolgen, von anderen Menschen und damit von den sich immer wieder verändernden Lebensumständen abhängig.
- Demgegenüber ist das Selbstmitgefühl unabhängig von Kompetenzen und Erfolgen, Urteilen und Bewertungen eines Menschen und seines Umfelds. Es basiert darauf, dass jeder Mensch mit all seinen Stärken und Schwächen zu jeder Zeit des Mitgefühls würdig ist – einschließlich meiner selbst.

6.1.2 Selbstmitgefühl und Wohlbefinden

Wissenschaftlichen Studien zufolge hängt das Selbstmitgefühl eng mit dem Wohlbefinden einer Person zusammen. Menschen mit hohem Selbstmitgefühl berichten von einem höheren emotionalen Wohlbefinden, verfügen über eine gesteigerte psychische Widerstandsfähigkeit (Resilienz), empfinden mehr Verbundenheit mit anderen Menschen, nehmen ihre Kompetenzen besser wahr und sind motivierter (Neff, 2012; Hollis-Walker & Colosimo, 2011; Neff et al., 2005; Neff et al., 2007, 2008). Außerdem leiden sie weniger unter depressiven Symptomen, Angst und Stress (Macbeth & Gumley, 2012; Daye et al., 2014; Finlay-Jones et al., 2015; Neff et al., 2005; Raes, 2010) und unter negativen Gefühlen nach schwierigen Lebensereignissen (Sbarra et al., 2012).

Auch auf körperlicher Ebene hat das Selbstmitgefühl positive Effekte: Menschen mit mehr Selbstmitgefühl zeigten gesündere physiologische Stressreaktionen als solche mit weniger Selbstmitgefühl (Breines et al., 2014a; Breines et al., 2014b; Friis et al., 2015).

Experimentell induziertes Selbstmitgefühl führte bei Versuchspersonen zu positiven Verhaltensänderungen, wie z. B. zu einer größeren Verantwortungsübernahme für durch sie ausgelöste negative Ereignisse, und zu einer höheren Motivation, das eigene Verhalten zu verbessern. Auch reagierten Versuchspersonen, bei denen Selbstmitgefühl ausgelöst wurde, mit einer Reduktion des Stresshormons Kortisol (Rockcliff et al., 2008).

Fazit

Selbstmitgefühl scheint ein protektiver Faktor für psychische und körperliche Gesundheit zu sein. Offenbar ist es keine unveränderbare Eigenschaft eines Menschen, sondern lässt sich durch äußere Anregung verändern.

6.1.3 Selbstmitgefühl und Abhängigkeitserkrankungen

Neben diesen Studien, welche die Zusammenhänge zwischen Selbstmitgefühl und Wohlbefinden im Allgemeinen untersuchten, gibt es Studien, welche auf Selbstmitgefühl bei Patient_innen mit Abhängigkeitserkrankungen fokussierten. In diesem Bereich zeigte sich, dass ein geringeres Selbstmitgefühl mit höherem Alkoholkonsum (Rendon, 2007) und größerer Abhängigkeit vom Internet (Iskender & Ahmet, 2011) zusammenhängt. Patient_innen mit einer Alkoholabhängigkeit, welche nach 15 Wochen (nicht spezifisch auf Selbstmitgefühl ausgerichteter) Therapie eine größere Stärkung ihres Selbstmitgefühls erlebten, berichteten von einem stärker reduzierten Alkoholkonsum als Patient_innen, welche eine geringere Verbesserung ihres Selbstmitgefühls erlebten (Brooks et al., 2012). Wie eine aktuelle Studie mit einer großen Anzahl Versuchspersonen demonstrierte, ist das Risiko, eine Abhängigkeitserkrankung zu entwickeln, bei Personen mit niedrigem Selbstmitgefühl höher als bei Personen mit starkem Selbstmitgefühl (Phelps et al., 2018).

Das Selbstmitgefühl von Menschen zu steigern ist demnach ein wichtiger Ansatz in der Prävention und Therapie von Abhängigkeitserkrankungen.

6.1.4 Kultivierung von Selbstmitgefühl

Die wichtige Bedeutung eines starken Selbstmitgefühls ist für einen großen Bereich von Psychopathologien nachgewiesen. Deshalb wurden die Effekte von Interventionen wissenschaftlich untersucht, welche auf eine Steigerung des Selbstmitgefühls abzielen. Das Ergebnis: Das tägliche Schreiben eines mitfühlenden Briefes an sich selbst während einer Woche führte zu weniger depressiven Symptomen und mehr Glücksgefühlen (Shapira & Mongrain, 2010). Die Teilnehmenden eines aus drei Sitzungen bestehenden 3-wöchigen Selbstmitgefühl-Trainingsprogramms gaben nach Programmabschluss an, über mehr Selbstmitgefühl, Achtsamkeit, Optimismus und Selbstwirksamkeit zu verfügen sowie weniger zu grübeln (Smeets et al., 2014).

Es wurden auch längere Gruppenprogramme entwickelt, welche spezifisch auf die Kultivierung von Selbstmitgefühl abzielen. Zu nennen sind hier das *Compassion Mind Training* (CMT; Gilbert & Irons, 2005) und das *Mindful Self-Compassion Program* (MSC; Neff & Germer, 2013):

- Das 8-wöchige MSC-Programm führte zu einem Anstieg von Selbstmitgefühl, Mitgefühl mit anderen, Achtsamkeit und Lebenszufriedenheit und zu einer Reduktion von Depression, Angst, Stress und emotionaler Vermeidung. Besonders bedeutsam: Diese Effekte waren noch ein Jahr nach Ende des Programms nachweisbar.
- Für CMT wurde nachgewiesen, dass es das Selbstmitgefühl steigert und darüber hinaus Scham und Selbstkritik reduziert (Gilbert & Procter, 2006). Dies ist besonders interessant in Hinblick auf die erwähnten deutlich ausgeprägten Schamgefühle bei Patient_innen mit Abhängigkeitserkrankungen. CMT wurde als explizites, zeitbegrenztes (8 – 12 Wochen) Gruppenprogramm entwickelt. Es basiert auf der *Compassion-Focused Therapy* (CFT; Gilbert, 2014). Diese beinhaltet verschiedene mitgefühlsbezogene Interventionen, die zeitlich unlimitiert in der Einzeltherapie eingesetzt werden können.

CMT und CFT sind bisher die einzigen Programme zum Training von Selbstmitgefühl, welche in klinischen Populationen evaluiert wurden und als explizit psychotherapeutische Ansätze gelten (Kirby, 2017). CFT wurde als wirksamer Behandlungsbestandteil in der Therapie von affektiven Störungen (Leaviss & Uttley, 2015), Schizophrenie (Brähler et al., 2013) und der Binge-Eating-Störung (Störung mit Fresssuchtanfällen; Kelly & Carter, 2015) eingesetzt.

Die Evaluation dieser Programme zeigt: Die Kultivierung von Selbstmitgefühl mittels spezifischer Interventionen ist möglich; dies wirkt sich positiv auf das psychische Wohlbefinden und die psychische Gesundheit aus.

6.1.5 Kultivierung von Selbstmitgefühl bei Patient_innen mit Abhängigkeitserkrankungen

Patient_innen mit Abhängigkeitserkrankungen erleben besonders häufig Gefühle von Scham, Schuld und Einsamkeit, da sie vom großen Teil der Bevölkerung und meist auch von sich selbst wegen ihrer Erkrankung stigmatisiert werden (► Kapitel 2.1). In diesem Sinne ist es besonders bei Abhängigkeitserkrankungen wichtig, das Selbstmitgefühl der Betroffenen zu stärken, zu trainieren. Bisher gibt es nur wenige Studien, welche genau dies zum Ziel hatten. Kurze Trainings des Selbstmitgefühls führten im ambulanten Setting zu weniger Substanzgebrauch und -verlangen sowie einem Anstieg der Selbstfürsorge und des Selbstmitgefühls (Gilbert, 2014); bei Menschen mit dem Wunsch, sich das Rauchen abzugewöhnen, resultierte ein schnellerer Rauchstopp (Kelly et al., 2010).

6.1.6 LST und Selbstmitgefühl

Wie schon in Kapitel 2.3.3 aufgezeigt, kann die von der Leistungssensiblen Therapie angestrebte Haltungsänderung zu einer vierten »Instanz«, dem »Selbstmitgefühl-Ich« führen. Die LST beinhaltet einige Aspekte, welche vermutlich das Selbstmitgefühl fördern, ohne explizit das Konzept Selbstmitgefühl zu thematisieren.

Durch die Fokussierung der LST auf die Leistungen, welche Betroffene im Suchtausstiegsprozess erbringen, die konstante Wertschätzung dieser Leistungen und die Anerkennung der Schwierigkeiten in diesem Prozess, fällt es den Betroffenen leichter, freundlich auf sich zu blicken. Dieser freundliche Blick reduziert negative Gefühle und Vermeidungstendenzen und motiviert zur Verantwortungsübernahme in schwierigen Situationen und zum weiteren Engagement im eigenen Suchtausstiegsprozess. Die Selbstfreundlichkeit ermöglicht in Kombination mit einer klaren leistungssensiblen Haltung eine weichere und dennoch klare Einstellung sich selbst gegenüber. Das Konsumverlangen des »Süchtigen-Ichs« kann so genauso anerkannt werden wie die Bedürfnisse des »bedürftigen Kind-Ichs« (Kapitel 2.3.3). Auch die ständigen Bemühungen des »Erwachsenen-Ichs« können deutlicher gewürdigt werden.

Die zweite Sitzung zum Thema »Ehrlichkeit« vermittelt, dass Ehrlichkeit sich selbst und anderen gegenüber eine unverstellte Sicht (achtsame Wahrnehmung) auf eigene schmerzhafte Erfahrungen, negative Gefühle und eigene Handlungen ermöglicht. Dies versetzt die Betroffenen in die Lage zu überprüfen, was ihnen wichtig ist und guttut, sich selbst zu vergeben und, wenn nötig, sich für vergangene Handlungen zu entschuldigen. Das Gruppensetting der LST fördert das Gefühl »verbindender Humanität«, indem Betroffene und Angehörige die Erfahrung machen, dass alle Menschen schwierige Lebensphasen haben und Fehler machen.

Da wir die Fähigkeit zum Selbstmitgefühl als eine eminent wichtige Ergänzung der leistungssensiblen Haltung ansehen, möchten wir die LST in Zukunft um eine vierte Sitzung erweitern, in der explizit Inhalte und Übungen zum Thema Mitgefühl vermittelt werden sollen.

6.2 Leistungssensibilität in der Prävention

Abhängigkeitserkrankungen verursachen viel Leid und belasten Betroffene und deren Umfeld stark. Deshalb ist es für eine Gesellschaft wichtig, schon vor der Entwicklung einer Abhängigkeitserkrankung präventive Maßnahmen bereitzuhalten. Im Bereich der Prävention von Abhängigkeitserkrankungen wird bereits viel getan, besonders in der Frühprävention bei Kindern und Jugendlichen. Bekanntermaßen stellt insbesondere ein früher Substanzkonsum ein erhöhtes Risiko für spätere Substanzprobleme dar.

Die Prinzipien der Leistungssensiblen Therapie können und sollten präventive Maßnahmen im Bereich der Abhängigkeitserkrankungen bereichern. Insbesondere die Anschaulichkeit der Gummiband- und Flugzeugmetapher können wunderbar in der Aufklärung eingesetzt werden. Mit der Vermittlung einer leistungssensiblen Haltung könnte einerseits deutlich gemacht werden, wie schwer es ist, aus dem Teufelskreis einer Abhängigkeitserkrankung auszusteigen, und welche lebenslangen Leistungen dann im Dienste der Abstinenz erbracht werden müssen.

Andererseits könnte Scham- und Schuldgefühlen vorgebeugt werden, wenn die von der Maßnahme erreichten Personen später wirklich Probleme mit ihrem Substanzkonsum bekommen. Geringere Scham- und Schuldgefühle und das Wissen um die Wichtigkeit von Ehrlichkeit und Transparenz ermöglichen es später Betroffenen, leichter auf nahestehende Personen zuzugehen und mit ihnen das Gespräch über ihren Substanzkonsum zu suchen. Damit können sie mehr Verständnis erleben und Unterstützung erhalten.

Am Beispiel Alkohol lässt sich auch schon Menschen ohne Abhängigkeitserkrankung sehr deutlich vermitteln, dass Abstinenz keine Selbstverständlichkeit ist. Die Omnipräsenz von Alkohol im täglichen Leben und die in der Gesellschaft tradierte Vorstellung, ein geselliger Anlass verlange nach alkoholischen Getränken (oftmals deutlich ausgesprochen: »Wie, du trinkst nicht?«, »Du bist ein Spaßverderber, wenn du nicht trinkst.«), lässt Abstinenz auch für Menschen ohne problematischen Alkoholkonsum eine Leistung sein.

Insbesondere trifft dies auf Jugendliche und junge Erwachsene zu. Der Alkoholkonsum der Gruppe von 15- bis

24-Jährigen nimmt weiterhin zu und wird äußert positiv in dieser Altersgruppe betrachtet. Unter diesem Aspekt wird vorstellbar, wie schwierig es für einen jungen Menschen sein kann, dann auf einer Party oder in der Disco nicht zu trinken, wenn alle anderen dies tun. Nicht selten riskiert er damit Belustigung, schräge Blicke oder sogar Ausgrenzung in einer Lebensphase, in der die Zugehörigkeit zur Peer Gruppe und deren Akzeptanz so wichtig sind.

Die leistungssensible Haltung in der Frühprävention einzubringen könnte jungen Menschen den Rücken stärken, welche abstinent oder mit wenig Alkoholkonsum leben möchten, und damit bewirken, dass das Trinkverhalten von weniger jungen Menschen problematisch wird. Wie oben schon erwähnt, stellt ein früher Substanzkonsum ein großes Risiko für eine spätere Abhängigkeitserkrankung dar.

Auf gesellschaftlicher Ebene würde der Fokus auf eine leistungssensible Haltung in der Prävention zu einer Entstigmatisierung von Abhängigkeitserkrankungen führen, was es Betroffenen erleichtern würde, über ihre Schwierigkeiten zu sprechen und Hilfe zu suchen.

Dass es wichtig wäre, die Prinzipien der Leistungssensiblen Therapie auch in Präventionsmaßnahmen anderer psychischer Erkrankungen einfließen zu lassen, sehen wir im folgenden Kapitel.

6.3 LST in der Behandlung anderer psychischer Erkrankungen

Der Erfolg der Leistungssensiblen Therapie in der Behandlung von Abhängigkeitserkrankungen liegt einerseits sicherlich im Aspekt der Fokussierung auf die Haltungsänderung. Andererseits reduziert die LST Scham und Beschämung bei Betroffenen und Angehörigen und würdigt die Leistungen, welche die Betroffenen im Umgang mit ihrer Erkrankung erbringen:

- Fokus auf Haltungsänderung
- Reduktion von Scham und Zugang zu Stolz
- Würdigung der Leistungen, die die Erkrankung vom Betroffenen abverlangt

Betrachtet man diese drei Punkte, fällt auf, dass sie sich sehr leicht auf andere psychische Probleme und Erkrankungen übertragen lassen. Um dies genauer zu erläutern, betrachten wir jeden der drei Aspekte hinsichtlich seiner Übertragbarkeit auf andere psychische Erkrankungen:

- *Fokus auf Haltungsänderung:*
  Wie es im Manual selbst hergeleitet wird, kann auch hier postuliert werden, dass die Haltung, mit der eine Person ein bestimmtes Werk angeht, sehr entscheidend für dessen Erfolg ist – sei es im Sport, am Arbeitsplatz, in Beziehungen oder eben im Umgang mit einer psychischen Erkrankung. Wie DBT (Dialektisch-Behaviorale Therapie) bei Borderline-Störungen, MBSR (»mindfulness-based stress reduction«, achtsamkeitsbasierte Stressreduktion) und nun auch LST im Bereich der Abhängigkeitserkrankungen gezeigt haben, kann eine Haltungsänderung im Umgang mit einer psychischen Erkrankung positive Veränderungen hervorrufen.
- *Reduktion von Scham und Zugang zu Stolz:*
  Der Zusammenhang zwischen Scham und Abhängigkeit, wie er in Kapitel 2.1 näher beleuchtet wird, ist nur ein Beispiel von sehr vielen Untersuchungen, die gezeigt haben, dass Scham einen negativen Einfluss auf psychische Erkrankungen hat. Bei psychischen Erkrankungen wie Depressionen, Ängsten, Selbstverletzungen, Essstörungen oder Persönlichkeitsstörungen gibt es diesbezüglich Belege. Die positiven Auswirkungen der Emotion Stolz auf viele Facetten der psychischen Gesundheit werden ebenfalls in Kapitel 2.2.1 beschrieben. Qualitäten wie eine höhere Verträglichkeit, höhere emotionale Stabilität, höheres soziales Engagement sind nur einige der vielen Vorteile für Menschen, die Zugang zu »authentischem« Stolz haben. Diese Qualitäten können sicher auch bei der Bewältigung anderer psychischer Erkrankungen von großem Wert sein.
- *Würdigung der Leistungen (Bewältigungsbemühungen):*
  Menschen, die unter einer psychischen Erkrankung leiden, berichten oft von Schwierigkeiten, die Symptome als Teil der eigenen Person, als Teil ihres aktuellen Prozesses anzuerkennen. Häufig werden so die täglichen Erfahrungen (wie z. B. Ohnmacht, Hilflosigkeit, Überforderung) im Umgang mit der Erkrankung abgewehrt, indem sie verzerrt, verdrängt oder verleugnet werden. Diese Abwehr wird dann oft Teil des Problems (Schlaf bei Depression, Konsum bei einer Abhängigkeitserkrankung, Essen bei Essstörung, Vermeidung bei Angst). Um diese Abwehr aufweichen, um die Erfahrungen, so wie sie sind, zulassen und als Teil von sich integrieren zu können, ist die würdigende Haltung der behandelnden Person gegenüber den schwierigen Erfahrungen der Patient_innen eine wichtige Voraussetzung. Die eben genannten schwierigen Erfahrungen sind nicht spezifisch für eine Abhängigkeitserkrankung, sondern ganz im Gegenteil Teil des Erlebens von Betroffenen fast aller psychischen Erkrankungen.

Aufgrund dieser »Universalität« der Prinzipien der LST wird es in den nächsten Entwicklungsschritten der Leistungssensiblen Therapie darum gehen, ihre Wirksamkeit zunächst bei Depressionen und Essstörungen zu überprüfen. Diesbezügliche Konzeptanpassungen sind in Planung. Bei Vorträgen zu LST sind wiederholt Zuhörer_innen auf uns zugekommen und haben nach eben diesen Möglichkeiten zur Übertragung auf andere Störungsbilder gefragt. Dies hat uns bei den Überlegungen zur Weiterentwicklung der LST sehr bestärkt und motiviert.

6.4 Neue Medien und die Leistungssensible Therapie

Wie schon in Kapitel 3.2.3 beschrieben, nutzen wir bei der ambulanten Umsetzung der LST SMS als Alternative zu den Morgenrunden. Uns hat überrascht, als nach einem technischen Defekt und dem Ausfall des SMS-Versands in der nächsten Gruppensitzung Beschwerden der Teilnehmenden laut wurden. Diese haben sich nicht über unseren technischen Defekt beklagt, sondern darüber, dass ihnen die SMS gefehlt habe. Sie hätten sich auf die tägliche Erinnerung an die LST-Prinzipien gefreut, und entsprechend enttäuschend sei es gewesen, als die SMS nicht auf dem Handy aufploppte.

Diese Reaktionen zeigen, wie stark das Bedürfnis von Betroffenen im Suchtausstiegsprozess nach Ermutigung und positiver Bestätigung ist. Wir waren uns nicht sicher, ob dieses Medium ein Ersatz für die täglichen Kurzinterventionen sein kann. Nach dieser Erfahrung und durchgehend positiven Rückmeldungen sind wir diesbezüglich aber sehr zuversichtlich. Darüber hinaus motiviert es uns, auch andere moderne Medien zur Umsetzung der leistungssensiblen Prinzipien in Erwägung zu ziehen. Die Entwicklung einer App, die auf Abstinenzleistungen, Abstinenztage oder Konsumreduktionen mit positiv verstärkenden leistungssensiblen Aussagen reagiert, wäre sicher ein lohnendes nächstes Projekt.

Können Onlineangebote unter Berücksichtigung von LST-Prinzipien dazu beitragen, die Hemmschwelle zur Nutzung weiterer Suchthilfeangebote herabzusetzen? Heute halten sich Hilfesuchende häufig zunächst im Internet auf. Sie suchen dort anonym Informationen. Wie wäre es, wenn sie dort auf ermutigende, Stolz induzierende Informationen treffen würden? Wenn ihre Anstrengungen im Umgang mit ihrer Abhängigkeitserkrankung schon dort gesehen und gewürdigt werden würden? Wir sind davon überzeugt, dass die Prinzipien der LST hier eine große Hilfe, ermutigend und motivierend sein können, um die Hemmschwelle von Hilfesuchenden auf ihrem Weg ins Suchthilfesystem zu reduzieren.

Die Entwicklung und Umsetzung dieser und weiterer Ideen benötigt Zeit und Ressourcen. Wir hoffen, viele Mitstreiter_innen für diese Prozesse zu finden und laden unsere Leser_innen herzlich ein, uns mit eigenen Ideen und Engagement dabei zu unterstützen.

6.5 Leistungssensible Haltung in Suchthilfesystemen

Suchthilfesysteme sind mittlerweile komplexe Netzwerke aus sehr differenzierten Angeboten. Hausärzt_innen, Sozialdienste, Beratungsstellen, Entzugsstationen, Entwöhnungskliniken, Heroinabgabestellen, Tageskliniken, Ambulatorien und viele mehr arbeiten gemeinsam an möglichst effektiven und auf individuelle Patient_innen ausgerichteten Behandlungsabläufen. Es kann als große Herausforderung verstanden werden, auf all diesen unterschiedlichen Ebenen ein gemeinsames Grundverständnis zu entwickeln. Jede Anbieter_in konzentriert sich auf andere Schwerpunkte und hat nochmals andere finanzielle und systemimmanente Rahmenbedingungen zu beachten. Oftmals liegen unterschiedliche Menschenbilder oder Wertesysteme zugrunde. Die Einführung einer leistungssensiblen Haltung muss demnach den Anforderungen und Gegebenheiten verschiedener Suchthilfesysteme begegnen.

Idealerweise gehen alle Teilnehmenden der Behandlungskette leistungssensibel mit Betroffenen und ihren Angehörigen um. In einem »leistungssensiblen Suchthilfesystem« werden jegliche Bemühungen von Personen mit einer Abhängigkeitserkrankung und ihrer Angehörigen im Umgang mit der Erkrankung gewürdigt. Auch diejenigen Bemühungen, welche noch weit entfernt von einer stabilen Abstinenz liegen (z. B. Offenheit nach einem Rückfall, wiederholte Entzüge, Ehrlichkeit bei der Hausärzt_in, Bereitschaft zu einem unverbindlichen Beratungsgespräch, Schadensminimierung). Ganz im Sinne der motivierenden Gesprächsführung nach Miller & Rollnick (2015; ► Kapitel 2.3.1), allerdings mit dem ausdrücklichen Fokus auf die dabei erbrachte Leistung. Die Würdigung und Akzeptanz durch ein Gegenüber hilft Betroffenen dabei, ihre aktuelle Situation mit allen Herausforderungen (Hilflosigkeit, Ohnmacht, Scham) nicht (z. B. durch Konsum) abwehren zu müssen, sondern sie als Teil von sich und dem eigenen Prozess anzuerkennen und zu akzeptieren. Sie in sein Selbstkonzept zu integrieren statt die Erfahrung zu verzerren oder zu verleugnen. Je mehr Personen entsprechend auf die Betroffenen reagieren, desto weniger Scham und Stigmatisierung wird ausgelöst. Im Gegenteil erfährt die betroffene Person oder erfahren die Angehörigen Würdigung. Im günstigen Fall gelingt es Betroffenen, diese Würdigung zu übernehmen und Mut für weitere Schritte zu fassen. Diese Haltung kann für die psychisch stark belasteten Familiensysteme eine große Veränderung und Entlastung bewirken.

In der ambulanten Beratung oder Therapie, im tagesklinischen Setting, im stationären Entzug und in stationären Entwöhnungsbehandlungen ist es zusätzlich zu einer grundsätzlich leistungssensiblen Haltung im Umgang mit Patient_innen/Angehörigen angezeigt, das gesamte Manual der LST therapeutisch umzusetzen. Die Ergebnisse unserer ersten beiden Studien zeigen nachweislich eine rückfallreduzierende Wirkung (► Kapitel 5). Zudem profitieren die Teilnehmenden von den entstigmatisierenden Inhalten.

Diese Idealvorstellung von Suchthilfesystemen sollte im besten Fall von übergeordneter Stelle (auf der Ebene der Verbände und der Gesundheitspolitik) unterstützt oder gar orchestriert werden. Leistungssensibilität im Umgang mit Personen mit einer Abhängigkeitserkrankung (und sicher auch mit anderen psychisch belasteten Menschen) ist universell als hilfreiche Haltung zu verstehen. Damit sei ausdrücklich auch die Ebene der Prävention angesprochen (► Kapitel 6.2).

Literaturverzeichnis

Atkinson, J. W. (1957). Motivational determinants of risk-taking behavior. *Psychological Review, 64,* 359 – 372.

Berridge, K. C. & Kringelbach, M. L. (2015). Pleasure systems in the brain. *Neuron, 86,* 646 – 664.

Berridge, K. C. & Robinson, T. E. (2016). Liking, wanting, and the incentive-sensitization theory of addiction. *American Psychologist, 71,* 670 – 679.

Bowen, S., Chawla, N. & Marlatt, G. A. (2012). *Achtsamkeitsbasierte Rückfallprävention bei Substanzabhängigkeit. Das MBRP-Programm.* Weinheim, Basel: Beltz.

Brady, K. T. (1997). Posttraumatic stress disorder and comorbidity: Recognizing the many faces of PTSD. *The Journal of Clinical Psychiatry, 58 (Suppl 9),* 12 – 15.

Braehler, C., Gumley, A., Harper, J., Wallace, S., Norrie, J., & Gilbert, P. (2013). Exploring change processes in compassion focused therapy in psychosis: results of a feasibility randomized controlled trial. *British Journal of Clinical Psychology, 52,* 199 – 214.

Breines, J. G., Thoma, M. V., Gianferante, D., Hanlin, L. Chen, X. & Rohleder, N. (2014a). Self-compassion as a predictor of interleukin-6 response to acute psychosocial stress. *Brain, Behaviour and Immunity, 37,* 109 – 114.

Breines, J. G., Toole, A., Tu, C. & Chen, S. (2014b). Self-compassion, body image and self-reported disordered eating. *Self and Identity, 13,* 432 – 448.

Brooks, M., Kay-Lambkin, F., Bowman, J. & Childs, S. (2012). Self-compassion amongst clients with problematic alcohol use. *Mindfulness, 3,* 308 – 317.

Corrigan, P. W., Watson, A. C. & Miller, F. E. (2006). Blame, shame, and contamination: The impact of mental illness and drug dependence stigma on family members. *Journal of Family Psychology, 20,* 239 – 246.

Daye, C. A., Webb, J. B. & Jafari, N. (2014). Exploring self-compassion as a refuge against recalling the body-related shaming of caregiver eating messages on dimensions of objectified body consciousness in college women. *Body Image, 11,* 547 – 556.

Dearing, R. L., Stuewig, J. & Tangney, J. P. (2005). On the importance of distinguishing shame from guilt: relations to problematic alcohol and drug use. *Addictive Behaviors, 30,* 1392 – 1404.

Deutsche Gesellschaft für Suchtforschung und Suchttherapie e. V. (DG-Sucht) (2016). *Memorandum – Das Stigma von Suchterkrankungen verstehen und überwinden.* Verfügbar unter: http://www.dg-sucht.de/aktuelles/?L=0 [Zugriff: 16. 07. 2019].

Driessen, M., Schulte, S., Luedecke, C., Schaefer, I., Sutmann, F., Ohlmeier, M., et al. (2008). Trauma and PTSD in patients with alcohol, drug, or dual dependence: A multi-center study. *Alcoholism: Clinical and Experimental Research, 32* (3), 481 – 488.

Enggasser, J. L., Hermos, J. A., Rubin, A., Lachowicz, M., Rybin, D., Brief, D. J., et al. (2015). Drinking goal choice and outcomes in a web-based alcohol intervention: results from VetChange. *Addictive Behaviors, 42,* 63 – 68.

Finlay-Jones, A. L., Rees, C. S. & Kane, R. T. (2015). Self-compassion, emotion regulation and stress among Australian psychologists: testing an emotion regulation model of self-compassion using structural equation modelling. *PLoS ONE 10* (7): e0133481.

Fleckenstein, M. & Heer, M. (2013). *Wirksamkeitsüberprüfung der Kurzintervention »Der Sucht begegnen – Sicherheit durch Haltung« (Masterarbeit).* Zürich: Zürcher Hochschule für Angewandte Wissenschaften. Verfügbar unter: https://digitalcollection.zhaw.ch/bitstream/11475/926/1/ma0097.pdf [Zugriff: 16. 07. 2019].

Fleckenstein, M., Heer, M., Leiberg, S., Gex-Fabry, J. & Lüddeckens, T. (2019). Leistungssensible Suchttherapie: Vorstellung und Wirksamkeitsprüfung einer neuen Kurzintervention. *Suchttherapie, 20* (2), 68 – 75.

Flores, P. J. (2013). Die Bindungstheorie in ihrer Relevanz für die Suchtbehandlung. In K. H. Brisch (Hrsg.), *Bindung und Sucht* (S. 32 – 59). Stuttgart: Klett-Cotta.

Fredrickson, B. L. (1998). What good are positive emotions? *Review of General Psychology, 2,* 300 – 319.

Friis, A. M., Johnson, M. H., Cutfield, R. G. & Consedine, N. S. (2015). Does kindness matter? Self-compassion buffers the negative impact of diabetes-distress on HbA1c. *Diabetic Medicine, 32,* 1634 – 1640.

Gilbert, P. (2014). Compassion-focused therapy: preface and introduction for special section. *British Journal of Clinical Psychology, 53,* 1 – 5.

Gilbert, P. & Irons, C. (2005). Focused therapies and compassionate mind training for shame and self-attacking. In P. Gilbert (ed.), *Compassion – Conceptualisations, Research and Use in Psychotherapy* (pp. 263 – 325). Sussex, New York: Routledge.

Gilbert, P. & Procter, S. (2006). Compassionate mind training for people with high shame and self-criticism: overview and pilot study of a group therapy approach. *Clinical Psychology & Psychotherapy, 13,,* 353 – 379.

Girma, E., Möller-Leimkühler, A. M., Dehning, S., Mueller, N., Tesfaye, M. & Froeschi, G. (2014). Self-stigma among caregivers of people with mental illness: toward caregivers' empowerment. *Journal of Multidisciplinary Healthcare, 7,* 37 – 43.

Goffman, E. (1974). *Stigma: Notes on the management of spoiled identity.* New York: Touchstone.

Goldberg, S. B., Tucker, R. P., Greene, P. A. Davidson, R. J., Wampold, B. E., Kearney, D. J. et al. (2018). Mindfulness based interventions for psychiatric disorders: a systematic review and meta-analysis. *Clinical Psychology Review, 59,* 52 – 60.

Goodman, J. & Packard, M. G. (2016). Memory systems and the addicted brain. *Frontiers in Psychiatry, Addictive Disorders.* doi: 10.3389/fpsyt.2016.00024.

Grausgruber, A. (2005). Stigma und Diskriminierung psychisch Kranker: Formen und Entstehungsmodelle. In W. Gaebel & A. E. Baumann (Hrsg.), *Stigma – Diskriminierung – Bewältigung. Der Umgang mit sozialer Ausgrenzung psychisch Kranker* (S. 18 – 39). Stuttgart: Kohlhammer.

Heckhausen, H. (1989). Leistungsmotivation. In H. Heckhausen (Hrsg.), *Motivation und Handeln* (2. Aufl.; S. 231 – 278). Berlin, Heidelberg: Springer.

Herrald, M. M. & Tomaka, J. (2002). Patterns of emotion-specific appraisal, coping, and cardiovascular reactivity during an ongoing emotional episode. *Journal of Personality and Social Psychology, 83,* 434 – 450.

Hohmeier, J. (1975). Stigmatisierung als sozialer Definitionsprozess. In M. Brusten & J. Hohmeier (Hrsg.), *Stigmatisierung 1 – Zur Produktion gesellschaftlicher Randgruppen* (S. 5 – 24). Darmstadt: Luchterhand. Verfügbar unter: http://bidok.uibk.ac.at/library/hohmeier-stigmatisierung.html [Zugriff: 16. 07. 2019].

Hollis-Walker, L. & Colosimo, K. (2011). Mindfulness, self-compassion, and happiness in non-meditators: a theoretical and empirical examination. *Personality and Individual Differences, 50,* 222 – 227.

Iskender, M. & Ahmet, A. (2011). Self-compassion and internet addiction. *Turkish Online Journal of Educational Technology, 10,* 215 – 221.

Johnson, S. (2011). *Halt mich fest.* Paderborn: Junfermann.

Kalivas, P. W. & O'Brien, C. (2008). Drug addiction as a pathology of staged neuroplasticity. *Neuropsychopharmacology, 33,* 166 – 180.

Kannan, D. & Levitt, H. M. (2013). A review of client self-criticism in psychotherapy. *Journal of Psychotherapy Integration, 23,* 166 – 178.

Keller, S., Kaluza, G. & Basler, H. D. (2001). Motivierung zur Verhaltensänderung – Prozessorientierte Patientenedukation nach dem Transtheoretischen Modell der Verhaltensänderung. *Psychomed, 13,* 101 – 111.

Kelly, A. C., & Carter, J. C. (2015). Self-compassion training for binge eating disorder: a pilot randomized controlled trial. *Psychology and Psychotherapy: Theory, Research, and Practice, 88,* 285 – 303.

Kelly, A. C., Zuroff, D. C., Foa, C. L. & Gilbert, P. (2010). Who benefits from training in self-compassionate self-regulation? A study of smoking reduction. *Journal of Social and Clinical Psychology, 29,* 727 – 755.

Khantzian, E. J. (1997). The self-medication hypothesis of substance use disorders: A reconsideration and recent applications. *Harvard Review of Psychiatry, 4* (5), 231 – 244.

Kirby, J. N. (2017). Compassion interventions: the programmes, the evidence, and implications for research and practice. *Psychology and Psychotherapy, 90,* 432 – 455.

Kuyken, W., Watkins, E., Holden, E., White, K., Taylor, R. S., Byford, S., Evans, A., Radford, S., Teasdale, J. D. & Dalgleish, T. (2010). How does mindfulness-based cognitive therapy work? *Behaviour Research and Therapy, 48,* 1105 – 1112.

Lazarus, R. S. (1991). Cognition and motivation in emotion. *American Psychologist, 46,* 352 – 367.

Leaviss, J., & Uttley, L. (2015). Psychotherapeutic benefits of compassion-focused therapy: an early systematic review. *Psychological Medicine, 45,* 927 – 945.

Link, B. G. & Phelan, J. C. (2001). Conceptualizing stigma. *Annual Review of Sociology, 27,* 363 – 385.

MacBeth, A. & Gumley, A. (2012). Exploring compassion: a meta-analysis of the association between self-compassion and psychopathology. *Clinical Psychology Review, 32,* 545 – 552.

Mann, K. (im Druck). Neue Daten zum Therapieziel der Trinkmengenreduktion bei Alkoholabhängigen. *Sucht.*

Mann, K., Aubin, H.-J., Charlet, K. & Witkiewitz, K. (2017). Can reduced drinking be a viable goal for alcohol dependent patients? *World Psychiatry, 16,* 325.

Marks, S. (2016). Scham – Hüterin der Menschenwürde. Vortrag. 21. Suchttherapietage, 18.05.2016, Hamburg.

Marlatt, G. A. & Gordon, J. R. (1985). *Relapse prevention: Maintenance strategies in the treatment of addictive behaviors.* New York: Guilford.

Meehan, W., O'Connor, L. E., Berry, J. W., Weiss, J., Momson, A. & Acampora, A. (1996). Guilt, shame, and depression in clients in recovery from addiction. *Journal of Psychoactive Drugs, 28,* 125 – 134. doi: 10.1080/02791072.1996.10524385.

Mikami, A. Y., Chong, G. K. Saporito, J. M. & Na, J. J. (2015). Implications of parental affiliate stigma in families of children with ADHD. *Journal of Clinical Child & Adolescent Psychology, 44,* 595 – 603. doi: 10.1080/15374416.2014.888665.

Miller, W. R. & Rollnick, S. (1999). *Motivierende Gesprächsführung* (3. Aufl. 2015). Freiburg: Lambertus.

Müller, C. M. & Dweck, C. S. (1998). Praise for intelligence can undermine children's motivation and performance. *Journal of Personality and Social Psychology, 75,* 33 – 52.

Musil, R. (1930). Der Mann ohne Eigenschaften, Band 1. Berlin: Rowohlt.

Neff, K. D. (2003a). Self-Compassion: an alternative conceptualization of a healthy attitude toward oneself. *Self and Identity, 2,* 85 – 101.

Neff, K. D. (2003b). The development and validation of a scale to measure self-compassion. *Self and Identity, 2,* 223 – 250.

Neff, K. D. (2012). The science of self-compassion. In C. K. Germer & R. D. Siegel (Hrsg.), *Wisdom and compassion in psychotherapy: deepening mindfulness in clinical practice* (pp. 79 – 92). New York: Guilford.

Neff, K. D. & Germer, C. K. (2013). A pilot study and randomized controlled trial of the mindful self-compassion program. *Journal of Clinical Psychology, 69,* 28 – 44

Neff, K. D., Hsieh, Y. & Dejitterat, K. (2005). Self-compassion, achievement goals and coping with academic failure. *Self and Identity, 4,* 263 – 287.

Neff, K. D., Pisitsungkagam, K. & Hsieh, Y. (2008). Self-compassion and self-construal in the United States, Thailand and Taiwan. *Journal of Cross-Cultural Psychology, 39,* 267 – 285.

Neff, K. D., Rude, S. S. & Kirkpatrick, K. L. (2007). An examination of self-compassion in relation to positive psychological functioning and personality traits. *Journal of Research in Personality, 41,* 908 – 916.

Paulson, P. E. & Robinson, T. E. (1995). Amphetamine-induced time-dependent sensitization of dopamine neurotransmission in the dorsal and ventral striatum: a microdialysis study in behaving rats. *Synapse, 19,* 56 – 65.

Phelps, C. L., Paniagua, S. M., Willcockson, I. U. & Potter, J. S. (2018). The relationship between self-compassion and the risk for substance use disorder. *Drug and Alcohol Dependence, 183,* 78 – 81.

Pickens, C. L., Airavaara, M., Theberge, F., Fanous, S., Hope, B. T. & Shaham, Y. (2011). Neurobiology of the incubation of drug craving. *Trends in Neurosciences, 34,* 411 – 420.

Potthast, N., & Catani, C. (2012). Trauma und Sucht: Implikationen für die Psychotherapie. *Sucht, 58* (4), 227 – 235.

Prochaska, J. O. & DiClemente, C. (1984). *The transtheoretical approach: Crossing the traditional boundaries of therapy.* Homewood, IL: Dow Jones/Irwin.

Prochaska, J. O., DiClemente, C. & Norcross J. (1992). In search of how people change. Applications to addictive behaviors. *American Psychologist, 37,* 1102 – 1114.

Raes, F. (2010). Rumination and worry as mediators of the relationship between self-compassion and depression and anxiety. *Personality and Individual Differences, 48,* 757 – 761.

Randles, D. & Tracy, J. L. (2013). Nonverbal displays of shame predict relapse and declining health in recovering alcoholics. *Clinical Psychological Science, 1,* 149 – 155.

Rendon, K. P. (2007). Understanding alcohol use in college students: a study of mindfulness, self-compassion and psychological symptoms (Dissertation). Austin, TX: University of Texas.

Robinson, M. J. F. & Berridge, K. C. (2013). Instant transformation of learned repulsion into motivational »Wanting«. *Current Biology, 23,* 282 – 289.

Robinson, T. E. & Becker, J. B. (1986). Enduring changes in brain and behavior produced by chronic amphetamine administration: a review and evaluation of animal models of amphetamine psychosis. *Brain Research Reviews, 11,* 157 – 198.

Rockcliff, H., Gilbert, P., McEwan, K., Lightman, S., & Glover, D. (2008). A pilot exploration of heart rate variability and salivary cortisol responses to compassion-focused imagery. *Clinical Neuropsychiatry, 5,* 132 – 139

Rueda-Orozco, P. E., Montes-Rodriguez, C. J., Soria-Gomez, E., Mendez-Diaz, M. & Prospero-Garcia, O. (2008). Impairment of endocannabinoids activity in the dorsolateral striatum delays extinction of behavior in a procedural memory task in rats. *Neuropharmacology, 55,* 55 – 62.

Rüsch, N., Angermeyer, M. C. & Corrigan, P. W. (2005). Mental illness stigma: Concepts, consequences, and initiatives to reduce stigma. *European Psychiatry, 20,* 529 – 539.

Saint-Exupéry, A. de (1943). *Le Petit Prince.* Paris, Éditions Gallimard. [Dt. Übers. (1950). Der kleine Prinz. Zürich (Arche)].

Salzberg, S. (1997). *Loving Kindness: The revolutionary Art of Happiness.* Boulder (Colorado): Shambala.

Sbarra, D. A., Smith, H. L. & Mehl, M. R. (2012). When leaving your ex, love yourself: observational ratings of self-compassion predict the course of emotional recovery following marital separation. *Psychological Science, 23,* 261 – 269.

Scham (1994). In *Meyers Enzyklopädisches Lexikon* (S. 400). Mannheim: Bibliographisches Institut.

Schultz, W. (2007). Multiple dopamine functions at different time courses. *Annual Review of Neuroscience, 30,* 259 – 288.

Shapira, L. B. & Mongrain, M. (2010). The benefits of self-compassion and optimism, exercises for individuals vulnerable to depression. *The Journal of Positive Psychology, 5,* 377 – 389.

Smeets, E., Neff, K., Alberts, H. & Peters, M. (2014). Meeting suffering with kindness: effects of a brief self-compassion intervention for female college students. *Journal of Clinical Psychology, 70,* 794 – 807.

Soyka, M. & Zieglgänsberger, W. (1999). Rückfallprophylaxe der Alkoholabhängigkeit mit Acamprosat. Neurobiologische Grundlagen und klinische Ergebnisse. *Der Internist, 40,* 330 – 336.

Tangney, J. P. (1999). The self-conscious emotions: Shame, guilt, embarrassment and pride. In T. Dalgleish & M. J. Powers (eds.), *Handbook of Cognition and Emotion* (pp. 541 – 568). Hoboken, N. J.: Wiley.

Tangney, J. P. & Dearing, R. L. (2002). *Shame and guilt.* New York: Guilford.

Tracy, L. J. & Robins, R. W. (2007). Emerging insights into the nature and function of pride. *Current Directions in Psychological Science, 16,* 147 – 150.

Tracy, J. L., Cheng, J. T., Robins, R. W., & Trzesniewski, K. (2009). Authentic and hubristic pride: The affective core of self-esteem and narcissism. *Self and Identity, 8,* 196 – 213. doi:10.1080/15298860802505053.

Treeby, M. (2011). *Shame and Guilt: Implications for the Regulation of Alcohol Use* (Dissertation). Hobart, Australia: University of Tasmania, School of Psychology.

Verbeke, W., Belschak, F. & Bagozzi, R. P. (2004). The adaptive consequences of pride in personal selling. *Journal of the Academy of Marketing Science, 32,* 386 – 402.

Volkow, N. D., Wang, G. J., Fowler, J. S., Tomasi, D., & Telang, F. (2011). Addiction: beyond dopamine reward circuitry. *Proceedings of the National Academy of Sciences, 108* (37), 15.037 – 15.042.

Walton, M. A., Castro, F. G. & Barrington, E. H. (1994). The role of attributions in abstinence, lapse, and relapse following substance abuse treatment. *Addictive Behaviors, 19,* 319 – 331.

Warren, R., Smeets, E. & Neff, K. (2016). Self-criticism and self-compassion: risk and resilience: being compassionate to oneself is associated with emotional resilience and psychological well-being. *Current Psychiatry, 15,* 18 – 32.

Weiner, B. (1985). An attributional theory of achievement motivation and emotion. *Psychological Review, 92,* 548 – 573.

Wiechelt, S. A. & Sales, E. (2001). The role of shame in women's recovery from alcoholism. *Journal of Social Work Practice in the Addictions, 1,* 101 – 116.

Williams, L. A. & DeSteno, D. (2008). Pride and perseverance: the motivational role of pride. *Journal of Personality and Social Psychology, 94,* 1007 – 1017.

Wilson, J. (2006). *The Posttraumatic Self: Restoring Meaning and Wholeness to Personality.* New York: Routledge.

Wise, R. A. (1985). The anhedonia hypothesis: Mark III. *Behavioral and Brain Sciences, 8* (1), 178 – 186.

Wise, R. A. (2004). Dopamine, learning and motivation. *Nature Reviews Neuroscience, 5,* 483 – 494.

Witkiewitz, K., Falk, D. E., Litten, R. Z., Hasin, D. S., Kranzler, H. R., Mann, K. F., et al. (2019). Maintenance of World Health Organization risk drinking level reductions and post treatment functioning following a large alcohol use disorder clinical trial, *Alcoholism: Clinical and Experimental Research, 43,* 979 – 987.

Wurmser, L. (2017). *Die Maske der Scham. Die Psychoanalyse von Schamaffekten und Schamkonflikten* (7. Aufl.). Hohenwarsleben: Westarp Science.

Young, J. E., Klosko, S. & Weishaar, M. E. (2008). *Schematherapie. Ein praxisorientiertes Handbuch.* Paderborn: Junfermann.

Manual zur Kurzintervention »Leistungssensible Suchttherapie« nach Fleckenstein & Fleckenstein-Heer

Einführung

Die Aufrechterhaltung der Abstinenz beziehungsweise das Zurückfinden zur Abstinenz ist keine Selbstverständlichkeit, sondern eine täglich zu erbringende Leistung. Diese große Leistung zu erbringen führt im Gegensatz z. B. zu Sportler_innen, die große Leistungen erbringen, bei süchtigen Menschen viel zu selten zu dem Gefühl von Stolz. Viel häufiger verstecken sich abstinente, suchtkranke Menschen mit ihren Leistungen vor ihrem Umfeld mit der Haltung, Abstinenz sei selbstverständlich und Leistungen dafür erbringen zu müssen sei ein Grund, sich zu schämen beziehungsweise sich schuldig zu fühlen. Die Bewältigung dieser unangenehmen Gefühle führt dazu, dass die notwendige Leistung zur Aufrechterhaltung oder Wiederherstellung der Abstinenz noch größer wird. Auf diese Weise entsteht ein sehr schwer zu durchbrechender Teufelskreis, der ausgelöst wird durch eine ungünstige Haltung gegenüber der eigenen Krankheit, die sich z. B. so ausdrückt: »Abstinenz ist selbstverständlich! Ich schäme mich, wenn ich es nicht hinkriege. Es fällt mir schwer, um Hilfe zu bitten.«

Eine angemessene Haltung gegenüber der zu erbringenden Leistung bei der Bewältigung der Abhängigkeitserkrankung würde jedoch etwa folgendermaßen lauten:

> »Ich bin stolz auf mich, dass ich diesen Weg eingeschlagen habe. Ich habe keinen Grund, mich deswegen zu verstecken. Wie ein Marathonläufer benötige auch ich jetzt den Rückhalt der Menschen in meinem Umfeld. Alle dürfen wissen, welche Leistung ich erbringen muss.«

Diese Haltung erleichtert den Zugang zu Unterstützung von außen, ermöglicht positive Gefühle gegenüber der eigenen Krankheitsbewältigung und kann so dazu beitragen, die zu erbringende Leistung dauerhaft und mittelfristig auch leichter bewerkstelligen zu können, z. B. durch Erfolgserlebnisse, mehr Selbstvertrauen, Selbstwirksamkeit und eine positive Einstellung gegenüber dem abstinenten Lebensentwurf.

Wenn innere Mechanismen (kognitive Abwehrstrategien wie selbstberuhigende oder ablenkende Gedanken) versagen, ist der Rückgriff auf äußere Strukturen von großer Wichtigkeit, um Sicherheit in Bezug auf den Abstinenzerhalt zu gewährleisten. Diese Sicherheit generierenden äußeren Strukturen können Situationen, Orte und Personen sein. Für das Herbeiführen von Situationen oder das Aufsuchen sicherer Orte benötigen die Betroffenen weder (oder nur selten) das Einverständnis anderer Personen noch zwangsläufig deren Unterstützung (auch wenn diese häufig eine wichtige Erleichterung darstellen kann). Der Rückgriff auf sichere Personen jedoch kann nur mit deren Einverständnis geschehen oder wird zumeist nur unter dieser Bedingung zum erwünschten Effekt – sich sicher zu fühlen – führen. Daher ist der rechtzeitige Einbezug nahestehender Personen in das Vorhaben der Suchtbewältigung ein entscheidender Faktor. Dieser gelingt, wie oben beschrieben, leichter mit einer konstruktiven Haltung gegenüber der eigenen Abhängigkeitserkrankung.

Die Konzepte »Haltung gegenüber der eigenen Abhängigkeitserkrankung« und »Ehrlichkeit« können also nur gemeinsam eine bedeutende Wirkung entfalten, den Einbezug nahestehender Personen auf konstruktive Art ermöglichen und somit eine größere Sicherheit im Umgang mit der Abhängigkeit gewährleisten.

Das vorliegende Kurzinterventionsprogramm soll diesen Zusammenhängen gerecht werden und an dieser Stelle ansetzen. Die sensible Phase der Entzugs- und Entwöhnungsbehandlung, die ja zumeist eine Folge des Scheiterns eines Lebensentwurfs ist, der den Konsum von Suchtmitteln beinhaltete, soll genutzt werden, um den Zugang zu einer neuen Haltung gegenüber der Abhängigkeitserkrankung zu ermöglichen. Auch während einer suchtspezifischen ambulanten Behandlung kann LST die Aussicht auf Erfolg der dauerhaften Abstinenzbemühungen deutlich erhöhen und den Folgen von Stigmatisierung und Selbststigmatisierung effizient begegnen.

I Aufbau der Kurzintervention

Das vorliegende Manual zur Kurzintervention »Leistungssensible Suchttherapie (nach Fleckenstein & Fleckenstein-Heer) ist konzipiert als gruppentherapeutische Kurzintervention während der Entzugs- oder der Entwöhnungsphase im stationären Setting bzw. als Zusatzbehandlung während einer ambulanten suchtspezifischen Beratung oder Therapie. Es ist in drei Sitzungen gegliedert, die jeweils die Inhalte einer Gruppensitzung à 90 Minuten darstellen:

- Die *erste Sitzung* widmet sich dem Thema »Haltung« (▸ Kapitel III).
- In der *zweiten Sitzung* stehen die Themen »Ehrlichkeit und Transparenz« im Mittelpunkt (▸ Kapitel IV).
- In der *dritten Sitzung* (▸ Kapitel V) werden nahestehende Personen in die Sitzung mit eingeladen mit dem Ziel, dass diese ebenfalls eine sichere und leistungssensible Haltung bezüglich der Abhängigkeitserkrankung der Betroffenen erlangen können.

Am Beginn der jeweiligen Kapitel wird in die jeweiligen Themen eingeführt, die Ziele der Sitzungen werden aufgelistet und es folgt eine kurze tabellarische Übersicht über den Ablauf. In den drei Kapiteln sind detaillierte Anleitungen und Hinweise zur Durchführung zu finden sowie wichtige Merksätze.

Im Umgang mit Zweifel und Widerstand wird stets darauf geachtet, anderweitige Meinungen zu akzeptieren und die vorgelegten Ideen zur Haltung als Einladung zu formulieren. Die Haltung der Gruppenleitung sollte von einer humanistischen Grundhaltung geprägt sein, sodass den Betroffenen und deren Angehörigen empathisch, wertschätzend und akzeptierend begegnet wird.

Merke:

LST ist ein humanistisches Verfahren. Entsprechend gelten die therapeutischen Grundsätze der personzentrierten Therapie:

- Die Therapeut_innen begegnen den Teilnehmenden mit Empathie, Akzeptanz und Wertschätzung.
- Sie legen dabei großen Wert auf Echtheit und Kongruenz.
- Sie wissen um das grundlegende Bedürfnis aller Menschen nach positiver Beachtung und treten entsprechend mit den Gruppenmitgliedern in Kontakt.

Die Kopiervorlagen aller Arbeits- und Informationsblätter sind in Kapitel VI zusammengefasst.

II Erste Gruppensitzung: Haltung

Ziele	
	Die Betroffenen können Haltungen für verschiedene alltägliche Situationen formulieren.
	Sie kennen verschiedene Haltungen gegenüber der Abhängigkeitserkrankung.
	Sie sehen die Abstinenz als Leistung, auf die sie stolz sein dürfen.
	Sie sind sensibilisiert für die Notwendigkeit, sich der eigenen Erkrankung konstruktiv zuzuwenden, statt eine die eigene Erkrankung ablehnende Haltung einzunehmen.

Tabelle 5: Ablauf der ersten Gruppensitzung »Haltung« (Gesamtdauer 90 Minuten)

Zugehöriges Kapitel	Inhalt	Material	Dauer (Minuten)
	Begrüßung, Vorstellen der Inhalte der Gruppensitzung und organisatorische Informationen (Dauer, Pause)		5
II-A	Einführung zum Thema Haltung: Einzelarbeit am Arbeitsblatt, Stichworte auf Flipchart	Arbeitsblatt 1: Eine hilfreiche Haltung	15
II-B	Plenum: Haltungen gegenüber der Abhängigkeitserkrankung sammeln. Begriffe aufschreiben und in die erfahrungsgemäß häufigsten Haltungen einordnen (Modell). Verknüpfung mit Arbeitsblatt 1 und Überprüfung der Haltung »Scham/Schuld« inkl. Diskussion	Flipchart	25
II-C	Input: Gummibandanalogie zur besseren Verstehbarkeit der Haltung: Abstinenz = täglich zu erbringende Leistung, Vergleich mit Marathonläufer/Bergsteiger		5
II-D	Diskussion über den leistungssensiblen Gedanken und dessen Konsequenzen (sich der Abhängigkeitserkrankung zuwenden, Einbezug nahestehender Personen)		10
II-E	Zuwendung statt Ablehnung: Stühlearbeit	Arbeitsblatt 2: Innere Kommunikation	20
II-F	Infoblatt zur ersten Sitzung und Einladungsschreiben an nahestehende Personen verteilen Fazit der ersten Gruppensitzung	Infoblatt 1: Haltung	5
II-G	Überleitung zur zweiten Gruppensitzung Einladungsschreiben an nahestehende Personen verteilen	Infoblatt 2: Einladungsschreiben	5

II-A Begrüßung und Einführung zum Thema Haltung

Sinngemäß soll als Einstieg folgender Inhalt vermittelt werden:

»Wie dem Titel der Sitzung schon zu entnehmen ist, befassen wir uns mit dem Begriff Haltung und damit, inwiefern Haltung auf dem Weg zu einem sicheren Umgang mit der Abhängigkeitserkrankung helfen kann. Wir gehen davon aus, dass die Haltung gegenüber der Abhängigkeitserkrankung maßgeblich zu Erfolg beziehungsweise Misserfolg Ihrer Abstinenzbemühungen beitragen kann. Dieses Modul wird von Ihnen einige Leistungen abverlangen. Doch wenn Sie bereit sind, sich darauf einzulassen, so sind wir zuversichtlich, dass es Ihnen dabei helfen kann, Ihrem Leben eine entscheidende Richtungsänderung zu geben.
Lassen Sie uns zunächst einmal ausschließlich unser Augenmerk auf den Begriff Haltung richten. Was fällt Ihnen zum Thema Haltung ein? Finden Sie, dass Haltung wichtig ist, oder kommt Ihnen das komisch vor? Welche verschiedenen Haltungen fallen Ihnen ein? In welchen Lebensbereichen ist Haltung nötig, um erfolgreich zu sein? Finden Sie Beispiele für Haltungen (Respekt, Verlässlichkeit usw.) in einem von Ihnen gewählten Lebensbereich, z. B. Sport, Arbeit, Familie oder Partnerschaft.«

Es folgt zunächst eine allgemeine Diskussion über die Wichtigkeit der Haltung in verschiedenen Lebensbereichen. Dann wird Arbeitsblatt 1 (▸ Kapitel VI-A) ausgeteilt.

Teilnehmende suchen sich in Einzelarbeit eine Situation aus und notieren auf dem Arbeitsblatt 1, wozu eine hilfreiche und eine ungünstige Haltung jeweils führen können. Hierfür haben sie ca. 10 Minuten Zeit. Anschließend stellen die Teilnehmenden ihre Ergebnisse nacheinander vor. Zunächst werden die Konsequenzen einer hilfreichen Haltung, anschließend die Konsequenzen einer ungünstigen Haltung gesammelt.

Die Gruppenleitung führt die Konsequenzen einer hilfreichen und einer ungünstigen Haltung stichwortartig auf einem Flipchart auf und stellt sie einander gegenüber. Durch diese Gegenüberstellung wird deutlich, wie relevant die Haltung ist, die man in ganz vielen verschiedenen Lebensbereichen an den Tag legt. Die Gegenüberstellung kann während der gesamten Intervention immer wieder als Grundlage dafür genutzt werden zu überprüfen, ob die leistungssensible Haltung, die in Kapitel II-C vorgestellt wird, tatsächlich hilfreich ist. Wenn ja, müssten ihre Konsequenzen auf der Seite der hilfreichen Haltung zu finden sein. Bevor zum nächsten Thema übergeleitet wird, fragt die Gruppenleitung die Teilnehmenden, ob sie Fragen zu den bisherigen Inhalten haben, und klärt diese im Bedarfsfall.

Merke:
Zusammenfassend soll erwähnt werden, dass die jeweilige Haltung zu einer konstruktiven und adäquaten Herangehensweise an eine Situation führen kann oder aber zu einer unrealistischen, blockierenden oder gar problematischen Herangehensweise.

II-B Haltungen gegenüber der Abhängigkeitserkrankung

Nachdem im ersten Schritt ganz allgemein die herausragende Rolle der Haltung in verschiedenen Lebensbereichen beleuchtet und erarbeitet wurde, geht es nun um die Haltung, die betroffene Personen häufig gegenüber ihrer Abhängigkeitserkrankung einnehmen. Sinngemäß sollen die verschiedenen Haltungen gegenüber der Abhängigkeitserkrankung wie folgt eingeführt werden:

»Lassen Sie uns nun die Haltung gegenüber der Abhängigkeitserkrankung näher betrachten. Die Abhängigkeitserkrankung ist gesellschaftlich tabuisiert und gilt häufig eher als Zeichen für Willensschwäche und nicht als ernsthafte und häufig tödlich verlaufende Krankheit. Dies macht es auch den Betroffenen schwer, eine konstruktive Haltung gegenüber ihrer Abhängigkeitserkrankung einzunehmen.
Welche Haltungen gegenüber der Abhängigkeitserkrankung kennen Sie?«

Die Begriffe werden gesammelt, aufgeschrieben und in die erfahrungsgemäß häufigsten Haltungen gegenüber der Abhängigkeitserkrankung eingeordnet (Modell). Dabei wird es sich oft um destruktive, problematische und/oder erschwerende Haltungen im Umgang mit der Sucht handeln.

Haltungen:

- *Scham, Schuld:* »Keiner darf es wissen. Ich muss das so hinkriegen, dass es keiner merkt. Ich bin schwach, wenn ich nicht stoppen kann. Für alle ist Abstinenz selbstverständlich. Es ist peinlich, dass ich Mühe damit habe. Ich müsste das doch auch hinkriegen!«
- *Selbstüberschätzend/bagatellisierend:* »Ja, ich habe zu viel getrunken, aber süchtig bin ich nicht. Mit dem Entzug ist jetzt alles kein Problem mehr. Abstinenz ist überhaupt kein Problem.«
- *Realismus*
- *Fehlende Krankheitseinsicht:* »Ich bin nicht krank, die anderen sind schuld, dass ich hier bin. Ich bin nur da wegen …«
- *Sonstige*

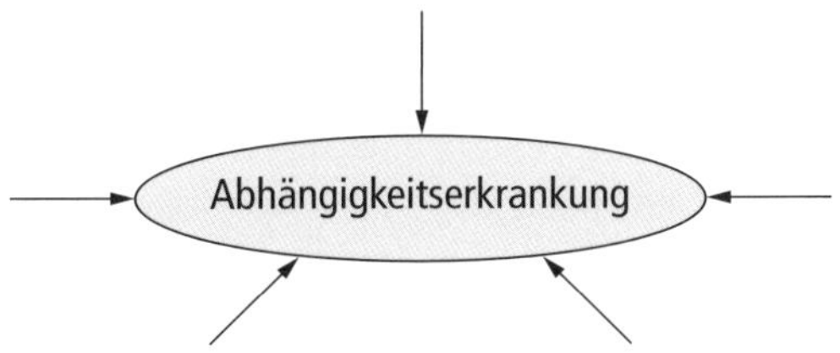

Abbildung 16: Schema zum Eintragen diverser Haltungen gegenüber der Abhängigkeitserkrankung (Veranschaulichung auf Flipchart): Die Abhängigkeitserkrankung steht in der Mitte, Pfeile mit verschiedenen Haltungen zeigen zu ihr hin.

Die in Kapitel II-A gefundenen Haltungen (und ihre positiven und negativen Konsequenzen) werden nun mit den gesammelten Haltungen gegenüber der Abhängigkeitserkrankung verglichen. Die Gruppe wird mit den Diskrepanzen konfrontiert. Es folgt eine kurze Diskussion und die Verknüpfung mit den Inhalten von Arbeitsblatt 1. Wohin führen diese Haltungen gegenüber der Abhängigkeitserkrankung? In der Regel wird die Gruppe schnell zu der Überzeugung kommen, dass viele der aufgelisteten Haltungen gegenüber der Suchterkrankung sogenannte »falsche« Haltungen sind, weil sie negative Konsequenzen nach sich ziehen. Die Haltung »Scham/Schuld« wird differenziert diskutiert:

Mögliche Diskussionsgrundlage: Habe ich einen Grund, mich schuldig zu fühlen? Mich zu schämen? Habe ich Fehler gemacht? Jemanden enttäuscht? Ist eine Entschuldigung fällig? Falls ja: Entschuldigen!
Jetzt in der Gegenwart: Ich habe den richtigen Weg eingeschlagen und eine mutige Entscheidung getroffen. (Scham oder welche andere Emotion könnte hier passend sein?)
Stichwort Selbstmedikation: »Eine Abhängigkeitserkrankung entsteht nicht aus Spaß an der Freude: Zumeist sind starke emotionale Belastungen, Traumatisierungen, belastende Lebensereignisse Teil der Suchtentstehung. Menschen mit einer Abhängigkeitserkrankung sind somit Menschen, die unter anderem mithilfe des Suchtmittels versucht haben, schwerwiegende Probleme zu bewältigen, Probleme die sich durch die Abhängigkeitserkrankung oft noch verstärkt oder zementiert haben. Diese Bewältigungsversuche (Selbstheilungsversuche) haben Ihnen über die Jahre große Leistungen und Anstrengungen abverlangt. Sie alle haben sich in den letzten Jahren in Ihrem Lebensalltag und im Umgang mit Ihrer Abhängigkeitserkrankung sehr angestrengt. Stimmt das?«
Klärung: »In anderen Lebensbereichen führen große Leistungen und Bewältigungsversuche wozu? Zu welchen Gefühlen? Zu welchen Reaktionen im Umfeld?«

Flipchart: Anerkennung, Ermunterung, Mitgefühl, Unterstützung, Respekt. Stolz kann bei den Betroffenen die folgerichtige Emotion sein.

Für die gegenwärtige Situation gilt:

»Sie haben einen langen und anstrengenden Weg hinter sich. Mit der Entscheidung für den Entzug/Suchtausstieg und somit gegen das Suchtmittel beweisen Sie Mut. Das verdient Respekt, Unterstützung und Anerkennung. Was meinen Sie?«

Merke:
Das Herausarbeiten der Diskrepanz zwischen den häufig anzutreffenden Scham- und Schuldgefühlen und den in Bezug auf die aktuellen Abstinenzbemühungen adäquaten Gefühlen ist von besonderer Bedeutung. Sie kann den Teilnehmenden dabei helfen, sich selbst neu und ganz bewusst dort zu positionieren, wo der Fokus auf der aktuellen Abstinenzleistungen liegt.

Diskussion in der Gruppe oder in Kleingruppen (5 – 10 Minuten).

II-C Leistungssensible Haltung

Sinngemäß soll zum Thema Abstinenz als Leistung folgender Inhalt vermittelt werden:

»Wie Sie sehen, gibt es verschiedene Möglichkeiten, sich gegenüber einer Abhängigkeitserkrankung zu positionieren. Jede für sich ist sicherlich mit Vor- und Nachteilen behaftet.
Aus unserer Sicht fehlt eine ganz besondere Möglichkeit, der Abhängigkeitserkrankung zu begegnen. Egal welche Ziele wir im Leben verfolgen, zumeist streben wir nach Glück und Zufriedenheit. Die meisten von uns möchten gerne mit Stolz auf Vollbrachtes und Geleistetes zurückblicken. Menschen, die Erstaunliches leisten, werden in der Regel von ihrem Umfeld unterstützt und wertgeschätzt. Sie selbst sehen einen Sinn in ihren Anstrengungen und sind oft genug zu Recht stolz auf ihr Lebenswerk.
Menschen mit Abstinenzziel entschließen sich dazu, täglich Leistungen zu erbringen. Dieser Entschluss verdient Wertschätzung und Unterstützung. Zu Recht darf der Betroffene stolz auf diese Entscheidung sein. Es fehlt also eine Haltung gegenüber der Abhängigkeitserkrankung, die geprägt ist von Stolz …
… über den Mut zur Veränderung;
… über den Mut zur dauerhaften konstruktiven Begegnung mit der Abhängigkeitserkrankung;
… auf die Leistung, die bisher im Umgang mit der Sucht erbracht wurde.
Eine Haltung, die es erlaubt, sich mit der Abhängigkeitserkrankung im Umfeld dauerhaft selbstbewusst zu zeigen, Zufriedenheit mit sich und seiner Situation zu entwickeln und um Unterstützung zu bitten.
Doch warum ist das so? Warum fällt es Betroffenen so schwer, im Umgang mit der eigenen Abhängigkeitserkrankung positive Gefühle zuzulassen, eine hilfreiche Haltung einzunehmen?«

Gummibandanalogie
»Für die Antwort benötigen wir das Gummiband. Stellen Sie sich vor, unser Gehirn wäre kein komplexes System mit unzähligen Nervenzellen, sondern bestünde nur aus einem Muskel. Und das Gummiband wäre dieser Muskel. Wenn Sie nun als Menschen mit einer Abhängigkeitserkrankung heute Abend und auch die nächsten Tage und Wochen auf das Suchtmittel verzichten wollen, was muss dann dieser Muskel tun?«
Die Teilnehmenden kommen in der Regel schnell darauf, dass der Muskel angespannt werden muss. Analog dazu spannt der Gruppenleiter nun das Gummiband. »Was passiert, wenn das Band nun lange Zeit auf Spannung gehalten werden muss?« Antwort: Anstrengung, Zittern; eventuell kann es nicht mehr lange auf Spannung gehalten werden; mit der Zeit und viel Training wird es leichter: Die Muskulatur passt sich an, und das Gummiband leiert vielleicht aus. Viele Studien belegen diese Analogie: »Je länger Sie abstinent sind, desto leichter wird es Ihnen fallen, die Abstinenz aufrechtzuerhalten. Doch zu Beginn muss ein Mensch mit einer Abhängigkeitserkrankung große Anstrengungen auf sich nehmen. Wie sieht es nun mit dem Gummiband aus, wenn Sie wieder in alte Konsummuster fallen? Was müssen Sie mit dem Muskel dann tun?«
Für die Betroffenen ist der Konsumzustand ein Entspannungszustand. Die Teilnehmenden werden schnell der Meinung sein, dass sich das Gummiband im Konsumzustand entspannt.
»Wie hingegen erleben es Ihre Ihnen nahestehenden Personen, die keine Abhängigkeitserkrankung haben? Wenn eine Person, die nicht an einer Abhängigkeitserkrankung leidet ist, heute und auch die nächsten Tage auf Suchtmittel verzichten soll, was muss sie dann mit dem Gummiband machen?« Richtige Antwort der Teilnehmenden: »Nichts!« »Das Gummiband bleibt locker, es muss keine Leistung für die Abstinenz erbracht werden. Das bedeutet: Die gesunden Personen in ihrem Umfeld erleben den Zustand der Abstinenz komplett gegensätzlich wie Sie. Und dieses gegensätzliche Erleben der Abstinenz ist der Grund für die zumeist von Scham und Schuld geprägten Haltungen von Betroffenen gegenüber ihrer Abhängigkeitserkrankung. Es führt zu Missverständnissen zwischen der betroffenen Person und der nahestehenden gesunden Person. Beide entwickeln auf der Basis ihres Erlebens Gleichheitserwartungen:

- Die gesunde nahestehende Person entwickelt auf der Basis ihres Erlebens der Abstinenz die Gleichheitserwartung, dass es der betroffenen Person ähnlich leicht fallen muss, auf Suchtmittel zu verzichten, und sich die betroffene Person doch nur ein wenig anstrengen müsste, um abstinent zu bleiben. Diese Erwartung erleben betroffene Personen als Vorwurf, was wiederum zu Scham- und Schuldgefühlen führt.
- Betroffene Personen entwickeln auf der Basis ihres Erlebens der Abstinenz ebenfalls Gleichheitserwartungen. Sie erwarten, es müsse ihnen ebenso leicht fallen, auf Suchtmittel zu verzichten, wie den gesunden nahestehenden Personen in ihrem Umfeld. Diese Erwartung an sich selbst stellt ebenso einen Vorwurf (sich selbst gegenüber) dar und führt wiederum zu Scham- und Schuldgefühlen.

Es ist daher von großer Wichtigkeit, dass sowohl Betroffene wie auch Nahestehende begreifen, dass sich ihr Erleben des Zustands der Abstinenz stark unterscheidet und daher Gleichheitserwartungen inadäquat sind – weil sie den Suchtausstiegsprozess behindern und erschweren. Sie lenken von der eigentlichen aktuellen Situation des Betroffenen ab, denn es gilt:

Merke:
Abstinenz ist eine täglich zu erbringende Leistung! Sie ist vergleichbar mit den Anstrengungen des Marathonläufers in der Vorbereitung auf den nächsten Wettbewerb oder des Bergsteigers, der seine nächste große Tour plant.«

II-D Diskussion über den Bergsteiger/ Marathonläufer

Wichtig sind hier vor allem folgende drei Punkte:

- Würdigung des Entschlusses, auf ein Hilfsmittel zu verzichten, das einem treue Dienste erwiesen hat (Selbstmedikationshypothese).
- Wichtig: Fokus darauf, sich nicht verstecken, nicht schämen zu müssen, sondern vielmehr stolz sein, eine solch mutige Entscheidung getroffen zu haben!
- Wenn es Scham- und Schuldgefühle gibt für Vorgänge in der Vergangenheit, dann ist es angezeigt, sich entschuldigen! Aber diese sind nicht zum Anlass zu nehmen, sich jetzt zu verstecken, wenn man den richtigen Weg einschlägt!

II-E Zuwendung statt Ablehnung

Im nächsten Teil dieser Sitzung geht es darum, durch ein Rollenspiel die Prinzipien der Leistungssensiblen Suchttherapie nicht nur logisch zu verstehen, sondern sie auch emotional nachzuvollziehen. Die Anstrengungen bei der Abwehr von Konsumverlangen sollen auf diese Weise spürbar werden. Jeder verbliebene Zweifel in der Gruppe in Bezug auf die Tatsache, dass Abstinenz große Leistungen abverlangt, soll spätestens hier ausgeräumt werden.

»Stolz zu sein auf den Umgang mit seiner Krankheit bedeutet also, sich der eigenen Sucht aktiv zuzuwenden. Es bedeutet, den eigenen süchtigen Teil nicht ›loswerden‹ zu wollen, sondern sich mit ihm auseinanderzusetzen. Bildhaft kann man sich eine Mutter im Umgang mit ihrem trotzig-wütenden Kind vorstellen, das nach dem siebten Bonbon auch noch das achte verlangt. Zuwendung und Verständnis und trotzdem klare, liebe-

volle Grenzen sind das, was das Kind für eine gesunde Entwicklung benötigt. Man stelle sich die Entwicklung des Kindes vor, wenn die Mutter reagiert, indem sie beispielsweise das Kind ignoriert, abwertet oder loswerden möchte. Ganz zu schweigen von der Möglichkeit, das achte Bonbon auch noch zu erlauben.«
Rollenspiel: Einen Stuhl für das »bedürftige Kind-Ich«, einen Stuhl für das »Süchtigen-Ich« und einen Stuhl für das »Erwachsenen-Ich«. Zunächst die süchtige Version durchspielen: Das Kind erhält vom Süchtigen-Ich das achte Bonbon (z. B. Alkohol). Das Erwachsenen-Ich lässt dies zu. Anschließend die erwachsene verantwortliche Version: Das Erwachsenen-Ich grenzt sich klar vom Süchtigen-Ich ab und kümmert sich um das Kind mit Trost, Zuwendung, aber auch einem klaren »Nein« zum achten Bonbon (eventuell ein Alternativangebot). Die Situation kann mehrmals durchgespielt werden mit dem Ziel, dass das Erwachsenen-Ich immer besser darin wird, sich gegen das Süchtigen-Ich durchzusetzen.

Diskussion:
Wichtig: Der süchtige Teil gehört zur Person des Betroffenen. Häufig wollen die Betroffenen diesen Teil von sich »loswerden«. Dies kann jedoch mit der leistungssensiblen Haltung in Konflikt stehen. Wie kann ich auf den Umgang mit etwas stolz sein, das ich loswerden will. Dieses Paradox gilt es zu diskutieren.

Metapher: Körperliche Einschränkung und Umgang damit (z. B. verkümmerter Arm, Hör- oder Sehschwäche usw.). Der Wunsch, die Einschränkung loszuwerden, beißt sich mit der Möglichkeit, stolz auf den Umgang mit der Einschränkung zu sein. Allerdings benötigen viele gesundheitliche Einschränkungen liebevolle Zuwendung und Fürsorge. Eine gesundheitliche Einschränkung loswerden zu wollen erfordert die Akzeptanz des jeweiligen Zustands, um sich ihm hilfreich zuwenden zu können.

II-F Fazit

- Abstinenz ist eine täglich zu erbringende Leistung.
- Ich bin stolz auf mich, dass ich diese Herausforderung annehme.
- Ich schäme mich nicht, sondern bin froh über den nun eingeschlagenen Weg und möchte das auch verkünden.
- Ich wende mich meiner süchtigen Seite in aller Klarheit und Abgegrenztheit zu und kümmere mich erwachsen und fürsorglich um meine bedürftige Seite.

Zur Vertiefung der Inhalte wird das Infoblatt 1 »Haltung« (► Kapitel VI-C) an die Teilnehmenden verteilt.

II-G Überleitung zur zweiten Gruppensitzung

»Diese inneren Dialoge und die Aufrechterhaltung der hier angedeuteten Haltung kostet Kraft. Diese Leistung dauerhaft zu erbringen bedeutet auch, Unterstützung annehmen bzw. einfordern zu können. Mut zur Ehrlichkeit/Transparenz gegenüber nahestehenden Personen ist hierfür eine grundsätzliche Voraussetzung. Dies wird das Thema der nächsten Sitzung sein. Unsere dritte Sitzung wendet sich schließlich an Sie als Betroffene, aber auch an Ihre Angehörigen. Wir möchten Ihre Angehörigen und nahestehenden Personen ebenfalls über die heute vorgestellte leistungssensible Haltung informieren. Wir möchten Sie daher bitten, möglichst viele (Vertrauens-)Personen aus Ihrem privaten Umfeld zu dieser dritten Sitzung einzuladen.«
Dazu wird Datum und Uhrzeit bekanntgegeben.

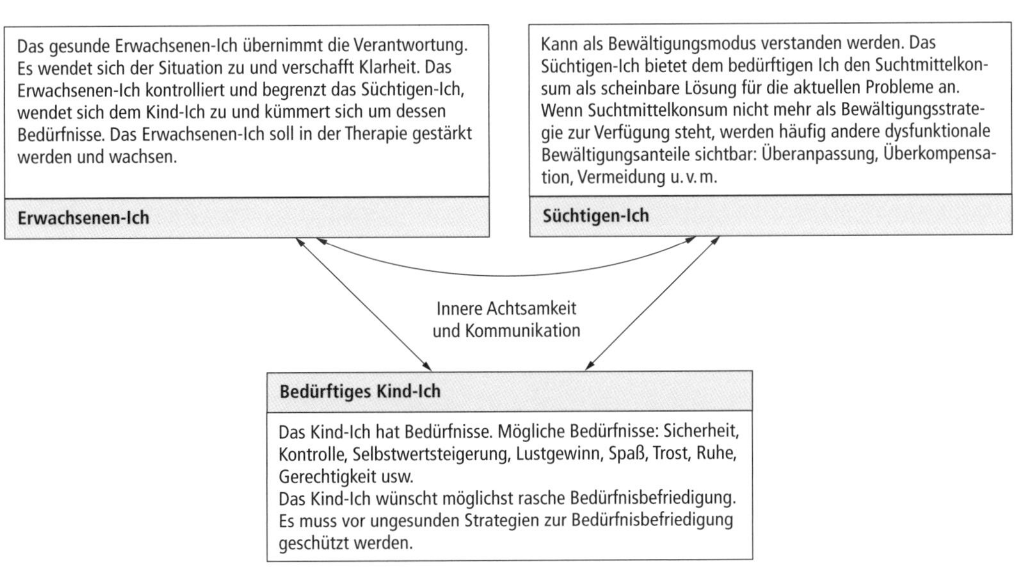

Abbildung 17: Arbeitsblatt 2: »Innere Kommunikation« (verkleinerte Darstellung von Abbildung 18, Kapitel VI-B)

Das Infoblatt 2 »Schreiben zur Einladung nahestehender Personen« (► Kapitel VI-D) soll die Teilnehmenden darin unterstützen, vertraute Personen aus ihrem Umfeld über den Angehörigenabend zu informieren.

Es betont, dass die angesprochene Person eine Vertrauensperson ist und benennt sowohl die Betroffenen als auch die nahestehenden Personen als Leistungserbringer im Umgang mit der Abhängigkeitserkrankung.

III Zweite Gruppensitzung: Ehrlichkeit und Transparenz

Ziele	• Die Teilnehmenden wissen, wie wichtig Ehrlichkeit in Bezug auf ihre Abstinenz ist.
	• Sie sind motiviert, nahestehende Personen über ihre Lebenssituation zu informieren, und wissen, wie sie diese informieren können.

Tabelle 6: Ablauf der zweiten Gruppensitzung »Haltung« (Gesamtdauer 90 Minuten)

Zugehöriges Kapitel	Inhalt	Material	Dauer (Minuten)
III-A	Begrüßungsrunde, Rückblick auf die erste Gruppensitzung Alle Teilnehmenden äußern sich kurz dazu, wie es ihnen jeweils ergangen ist Nachfragen zum Stand der Einladung nahestehender Personen Hoffnung ausdrücken, dass es nach der folgenden Sitzung leichter und klarer wird, Personen einzuladen		15
III-B	Input zum Thema Ehrlichkeit		10
III-C	Auseinandersetzung mit Vor- und Nachteilen von Ehrlichkeit: zunächst in Einzelarbeit Vor- und Nachteile zusammentragen (Arbeitsblatt 3), anschließend im Plenum auf Flipchart	Flipchart, Arbeitsblatt 3 »Pro-und-Kontra-Viereck«	10
III-D	Arbeitsblatt 4 »Ehrlichkeit«	Arbeitsblatt 4 »Ehrlichkeit«	15
III-E	In Zweiergruppen im Rollenspiel üben, wie man andere über die eigene Lebenssituation informieren kann		20
III-F	Arbeitsblatt 5 »Ich nehme mir vor ...«	Arbeitsblatt 5 »Ich nehme mir vor ...«	15
III-G	Schlussrunde und Fazit der zweiten Sitzung Wertschätzung und Würdigung des Mutes zur Transparenz verteilen Infoblätter zum Thema Ehrlichkeit Aufklären: dritte Sitzung mit nahestehenden Personen ist Infoabend, keine Gruppentherapie	Infoblatt 3 »Ehrlichkeit«	5

III-A Begrüßung und Einstieg in die zweite Gruppensitzung

Nach dem Rückblick auf die erste Sitzung und nach der kurzen Runde mit Rückmeldungen, wie es jedem Teilnehmenden nach dieser Sitzung ergangen ist sowie zum Stand bezüglich der Einladung nahestehender Personen, wird zum heutigen Thema übergeleitet. Gelingt es, stolz auf den eigenen Umgang mit der Abhängigkeitserkrankung und auf die aktuell getroffenen mutigen Entscheidungen (»Ich gehe in den Entzug/die Entwöhnung, ich verzichte auf das Suchtmittel.«) zu sein, so ist, oberflächlich betrachtet, die logische Konsequenz der ehrliche Umgang damit. Da das Umfeld diese leistungssensible Haltung jedoch nicht oder nur selten erwidert, fällt es den Betroffenen oft schwer, diese konstruktive Haltung nach außen zu vertreten. Der erste Schritt, nämlich die Information des Umfelds über die aktuelle Situation, ist demzufolge eine große, aber unumgängliche Hürde. Die zweite Sitzung soll auf diesem Wege unterstützen.

»Sie wissen nun, dass Ihre aktuelle Lebenssituation im Dienste des Suchtausstiegsprozesses tägliche Leistungen von Ihnen abverlangt und dass Sie stolz darauf sein können, sich auf diesen Weg begeben zu haben. Ihr Umfeld hatte aber noch nicht die Möglichkeit, sich mit dieser konstruktiven Sicht auf die Abhängigkeitserkrankung zu befassen. Auch haben die Ihnen nahestehenden Personen noch nicht die Möglichkeit gehabt, mittels der Gummibandanalogie ihre Erwartungen an Sie zu reflektieren und sich mit Ihnen dazu auszutauschen. Daher fällt es häufig schwer, nahestehenden Menschen mit dieser konstruktiven Haltung zu begegnen.
Der erste Schritt ist die Information des Umfelds über Ihre aktuelle Situation. Im zweiten Schritt gilt es dann, das Umfeld in den konstruktiven Umgang mit der Abhängigkeitserkrankung einzubeziehen und somit für die zu erbringenden Leistungen zu sensibilisieren. Dies wird das Thema der dritten Gruppensitzung sein.
In der heutigen Sitzung möchten wir Sie dabei unterstützen, sich gegenüber Personen aus Ihrem Umfeld zu öffnen. Eine der notwendigen Leistungen, die zukünftig von Ihnen abverlangt werden, ist der ehrliche Umgang mit Ihren nahestehenden Personen in Bezug auf Ihre Abhängigkeitserkrankung. Wenn wir in dieser Hinsicht über Ehrlichkeit sprechen, so ist hier nicht Ehrlichkeit als moralische Qualität gemeint, sondern die Fähigkeit zur Transparenz in Bezug auf die Symptome der Abhängigkeitserkrankung. Wenn es für Sie also besser passt, so können wir den Begriff der Ehrlichkeit auch durch den Begriff ›Transparenz‹ ersetzen.«

Falls gewünscht oder erforderlich, ist es hier sinnvoll, eine kurze Diskussion zum Thema Ehrlichkeit versus Transparenz zu führen.

III-B Hinführung zum Thema Ehrlichkeit

Die Teilnehmenden sollen über folgende Punkte informiert werden:

- Transparenz ist unerlässlich für die Abstinenz. Voraussetzung dafür ist, dass man sich selbst gegenüber ehrlich ist.
- Die Teilnehmenden sollen sich nicht verleugnen, sondern integer sein und zu sich stehen.
- Ehrlichkeit wird in allen Kulturen als hohes Gut angesehen.
- Ehrlichkeit führt zu Wachstum.
- Ehrlichkeit muss selektiv sein. Bevor die Teilnehmenden jemanden über ihre Lebenssituation informieren, entscheiden sie, ob diese Person für sie sicher ist.

Jeder dieser Punkte kann im Anschluss im Plenum noch kurz vertieft werden, bzw. können die Teilnehmenden ihre Erfahrungen hierzu austauschen.

III-C Vor- und Nachteile von Transparenz

Anhand eines Pro-und-Kontra-Vierecks werden die Vor- und Nachteile von Ehrlichkeit/Transparenz erörtert und diskutiert. Dazu wird folgendes Schema auf einen Flipchart aufgezeichnet:

	Nachteile	Vorteile
Nahestehende Personen einbeziehen	• • • • • • • • • • •	• • • • • • • • • • •
Nahestehende Personen *nicht* einbeziehen	• • • • • • • • • • •	• • • • • • • • • • •

Dieses Schema steht auch als Kopiervorlage zur Verfügung (Arbeitsblatt 3: Pro-und-Kontra-Viereck, ► Kapitel VI-E).

Die erarbeiteten Vor- und Nachteile werden anschließend im Plenum diskutiert.

Merke:
Es geht bei der differenzierten Auseinandersetzung mit Vor- und Nachteilen in erster Linie nicht um die Klärung moralischer Fragen. Es ist vielmehr notwendig, dass es den Teilnehmenden durch die Diskussion gelingt, für sich zu erkennen, welch extreme Herausforderung Transparenz für Menschen mit einer Abhängigkeitserkrankung ist. Auf der Basis dieser Erkenntnis bzw. Einsicht kann die betroffene Person die große Leistung adäquat einschätzen, die sie erbringt, wenn sie bezüglich ihrer Abhängigkeitserkrankung transparent kommuniziert. Und somit im besten Fall stolz darauf sein. Gelingt dies nicht, werden in der Regel, Scham- und Schuldgefühle im Umgang mit der eigenen Unehrlichkeit dominieren.

III-D Arbeitsblatt Ehrlichkeit

Anhand des Arbeitsblattes 4 »Ehrlichkeit« (► Kapitel VI-F) überlegen sich die Teilnehmenden eine Situation oder ein Thema, bei dem es ihnen momentan schwer fällt, ehrlich zu sein. Anschließend werden die Gefühle erörtert und beschrieben, die auftreten, wenn sie in dieser Situation / zu diesem Thema unehrlich sind und wenn sie ehrlich sind. In einer kurzen Austauschrunde werden die Inhalte (freiwillig) mitgeteilt.

Diese Übung unterstützt die praktische Umsetzung des Themas »Ehrlichkeit« im geschützten Rahmen der Gruppe. Die Teilnehmenden können die Erfahrung machen, wie es ist, offen über die Schwierigkeiten zu berichten, wenn es darum geht, ehrlich in einer schwierigen Situation zu kommunizieren. Durch ähnliche Erfahrungen der anderen Teilnehmenden erfahren die Betroffenen, dass es auch anderen schwerfällt, ehrlich zu sein, und zusätzlich, dass es entlastend wirkt, sobald darüber gesprochen wird. Dies kann Scham- und Schuldgefühle reduzieren und Zuversicht für die Offenheit gegenüber den nahestehenden Personen generieren.

III-E Rollenspiel

Das Therapeutenteam fungiert als Modell und demonstriert mit einem Rollenspiel z. B. zum Thema »Wie informiere ich eine Vertrauensperson über meine aktuelle Situation?« eine mögliche Vorgehensweise. Anschließend üben die Teilnehmenden in Zweiergruppen in Form eines Rollenspiels, wie sie ihr Gegenüber ehrlich über ihr schwieriges Thema informieren können.

III-F Ich nehme mir vor …

Mithilfe des Arbeitsblattes 5 »Ich nehme mir vor …« (► Kapitel VI-G) erkennen die Teilnehmenden, dass sie sich umso weniger verleugnen müssen, je mehr Personen sie über ihre Situation informieren. Sie überlegen sich Personen, die für sie sicher sind und die sie über ihre Abhängigkeitserkrankung informieren wollen. Dies soll schrittweise geschehen. Zuerst sollen sie nur eine Person informieren und wahrnehmen, wie es ihnen dabei ergeht, ob es ihnen guttut. Wenn ja, werden sie weitere Personen informieren und möglichst viele zur dritten Sitzung einladen.

Merke:

Die Gruppensitzung zum Thema »Ehrlichkeit« kann im besten Fall dazu führen, dass die Teilnehmenden die schwerwiegenden Folgen erkennen, welche die Abhängigkeitserkrankung für ihren Umgang mit Ehrlichkeit und Transparenz hat. Mit einem süchtigen Lebensstil verleugnet sich die betroffene Person gegenüber ihren nahestehenden Personen zugunsten der Aufrechterhaltung des Konsums. Im Gegensatz dazu zielt die zweite Sitzung darauf ab, stolz auf geleistete Ehrlichkeit/Transparenz sein zu können und die Erfahrung zu machen, wie viel stimmiger es ist, wenn Selbstakzeptanz und Offenheit an die Stelle der Selbstverleugnung treten.

III-G Fazit

- Der Einbezug nahestehender Personen ist für die dauerhafte Umsetzung einer leistungssensiblen Haltung wichtig.
- Sie und Ihr Umfeld erbringen Leistungen im Umgang mit Ihrer Abhängigkeitserkrankung, und somit hat auch Ihr Umfeld allen Grund, stolz zu sein. Daher muss auch das Umfeld die Möglichkeit haben, diese konstruktive Sichtweise kennenzulernen.
- Ein leistungssensibles Umfeld kann zusammen mit dem Betroffenen besser mit Krisen umgehen und vergangene Belastungen besser einordnen.
- Transparenz ist Voraussetzung für die Übertragung der leistungssensiblen Haltung auf Ihr Umfeld.
- Das leistungssensible Umfeld ist wiederum eine wichtige Voraussetzung für dauerhafte, gegenseitige Ehrlichkeit.
- Ohne Ehrlichkeit und Transparenz ist ein Suchtausstiegsprozess nicht zu meistern.

Zur Vertiefung der Inhalte wird das Infoblatt 3 »Ehrlichkeit« (► Kapitel VI-H) an die Teilnehmenden verteilt.

IV Dritte Gruppensitzung: Einbezug nahestehender Personen

Ziele	
	• Die nahestehenden Personen kennen und verstehen die wertschätzende und leistungssensible Haltung gegenüber dem Betroffenen mit einer Abhängigkeitserkrankung. Sie fühlen sich ebenfalls als Leistungserbringer gewürdigt.
	• Sie wissen um die Notwendigkeit der Ehrlichkeit im Umgang mit der Abhängigkeitserkrankung und sind sich der Herausforderung diesbezüglich bewusst.
	• Sie kennen die Wünsche und Befürchtungen der Betroffenen.
	• Die Betroffenen kennen die Wünsche und Befürchtungen der ihnen nahestehenden Personen.
	• Betroffene und nahestehende Personen wissen, wie sie leistungssensibel und wertschätzend mit möglichen Krisen umgehen können.

Tabelle 7: Ablauf der dritten Gruppensitzung »Haltung« (Gesamtdauer ohne Pause 90 Minuten)

Zugehöriges Kapitel	Inhalt	Material	Dauer (Minuten)
IV-A	Einstieg im großen Kreis: Geschichte aus »Der kleine Prinz« vorlesen Begrüßungsrunde, sehr wertschätzend: »Hier sitzen Leute, die leisten.« Dank an die nahestehenden Personen für ihre Bereitschaft zur Teilnahme	Infoblatt 4: »Auszug aus ›Der kleine Prinz‹«	5
IV-A	Vorstellung: Ablauf, Ziele und Grenzen der Sitzung	Flipchart	10
IV-B	Innenkreis: Angehörige; Außenkreis: Betroffene (Alternative: beide Gruppen in zwei separaten Stuhlreihen) Kurzzusammenfassung der ersten beiden Sitzungen »Haltung« und »Ehrlichkeit«. Sinnvolle Haltungen bei Leistungen vs. häufige Haltungen im Umgang mit der Abhängigkeitserkrankung. Erklärung Scham/Schuld: Gummibänder! Eventuell Vorstellung der Arbeit mit inneren Anteilen Verschiedene Haltungen zeigen und mit der leistungssensiblen Haltung vergleichen. Einschränkung: Das gilt nur, solange der Betroffene ehrlich versucht, abstinent zu sein. Die nahestehenden Personen werden als Leistungserbringer gewürdigt.	Flipchart-Aufzeichnungen der letzten Sitzungen Infoblatt 5: »Leistungssensibler Umgang mit der Abhängigkeitserkrankung«	20
IV-C	Einzelarbeit: Was wünsche ich mir vom Betroffenen? Was wünsche ich mir von den nahestehenden Personen? Welche Befürchtungen habe ich?	Arbeitsblatt 6 »Wünsche und Befürchtungen«	10
IV-C	Innenkreis: Betroffene; Außenkreis: Angehörige Im Wechsel Austausch über Wünsche/Befürchtungen		25
IV-D	Kleingruppen (der jeweiligen »Systeme«) bilden: Möglichst konkrete Abmachungen über zukünftige Reaktionen treffen	Arbeitsblatt 7 »Wie reagieren wir bei einer Krise?«	10
IV-E	Schlussrunde	Infoblatt 6: »Merksätze zum leistungssensiblen Umgang mit der Abhängigkeitserkrankung«	10

IV-A Begrüßung und Einstieg in die dritte Gruppensitzung

Die Begrüßungsrunde wird wertschätzend gestaltet. Zum Einstieg wird Infoblatt 4 vorgelesen: ein kurzer Auszug aus »Der kleine Prinz« (Saint-Exupéry, 1943/1950) (▶ Kapitel VI-J).

Anschließend folgt eine längere Ansprache:

»Wir möchten uns bei Ihnen bedanken für Ihre Bereitschaft, an dieser Sitzung teilzunehmen. Die Betroffenen haben Sie eingeladen, weil Sie für die Betroffenen sichere Personen sind. Wie in der Geschichte vom kleinen Prinz deutlich wird, ist der Umgang mit der Abhängigkeitserkrankung für die Betroffenen wie auch für nahestehende Personen eine Herausforderung. In der Geschichte ist von Scham die Rede. Vielleicht kennen Sie aber auch Gefühlszustände wie Ohnmacht, Hilflosigkeit und Wut. Allein daran wird deutlich, welche Leistungen Betroffene und nahestehende Personen im Umgang mit dieser schweren Erkrankung erbringen müssen. Heute sind also viele Leistungsträger hier versammelt. Herzlich willkommen. Es ist uns eine Ehre!
Wir möchten Sie heute einladen, eine für Sie vielleicht neue und auf den ersten Blick befremdliche Haltung gegenüber der Abhängigkeitserkrankung einzunehmen. Wir sind fest davon überzeugt, dass die Haltung gegenüber der Abhängigkeitserkrankung, und damit meinen wir die Haltung der Betroffenen sowie der nahestehenden Personen, maßgeblich zum Gelingen der Abstinenzbemühungen beitragen kann. Für die Betroffenen ist es enorm wichtig, Menschen wie Sie in ihrem Umfeld zu haben, die für sie da sind. Die Betroffenen sind hier, weil sie sich dazu entschlossen haben, einen neuen Weg einzuschlagen. Dabei ist die Unterstützung und Begleitung nahestehender Personen von großer Wichtigkeit. Viele Studien zeigen, dass unsere Beziehungen uns viel Kraft bei der Bewältigung schwieriger Situationen geben können. Das kennen Sie wahrscheinlich aus eigenen Erfahrungen.
Bevor wir starten noch Folgendes: Es handelt sich bei dieser Sitzung nicht um eine Gruppentherapie, sondern um eine informative Veranstaltung: Wir möchten gerne versuchen, Ihnen eine neue Sicht auf die Abhängigkeitserkrankung nahezubringen, welche die Beziehung zwischen Ihnen entlasten kann und, wie wir meinen, den Anforderungen einer Abhängigkeitserkrankung am ehesten gerecht wird.«

Vorstellung des Ablaufs und der Ziele der Sitzung (siehe die Tabellen am Kapitelanfang). Wichtig ist es an dieser Stelle zu klären, dass es sich nicht um eine Gruppentherapie, sondern vielmehr um eine sogenannte Psychoedukation handelt. Aufgrund der Themenfokussierung ist es nicht möglich, auf alle Bedürfnisse der Teilnehmenden einzugehen. Es besteht jedoch die Möglichkeit, am Ende der Stunde Termine für Angehörigengespräche zu vereinbaren. Eine Pause wird nach Bedarf eingelegt.

IV-B Zusammenfassung der ersten und zweiten Sitzung

Die Anwesenden werden gebeten, sich so hinzusetzen, dass die nahestehenden Personen in einem Innenkreis und die Betroffenen in einem Außenkreis sitzen. Wahlweise können auch zwei Stuhlreihen gebildet werden: Die nahestehenden Personen sitzen vorne, die Betroffenen hinten. Anhand der Flipchart-Aufzeichnungen der ersten beiden Sitzungen werden den nahestehenden Personen die Konzepte zu Haltung und Ehrlichkeit sowie deren Korrespondenz untereinander vorgestellt. Die anwesenden Betroffenen, welche die ersten beiden Sitzungen besucht haben, können eine aktive Rolle bei der Präsentation der Inhalte übernehmen.

Es wird deutlich gemacht, wie sich die Gruppenleitung positioniert: Wir sehen Abstinenz als Leistung an und gehen leistungssensibel sowie wertschätzend mit den Betroffenen um. Von dieser Haltung versprechen wir uns, dass sie einen konstruktiven Umgang mit der Abhängigkeitserkrankung ermöglicht. Als Ziele werden die Rückfallprävention sowie der erfolgreiche Stopp von Krisen dargelegt.

Die Gruppenleitung veranschaulicht den heute erstmals anwesenden nahestehenden Personen den leistungssensiblen Ansatz mittels der Gummibandanalogie und sensibilisiert somit alle Anwesenden für die unterschiedlichen Erlebensweisen des Zustands der Abstinenz und der potenziellen Gefahr dysfunktionaler Gleichheitserwartungen (vgl. die erste Sitzung »Haltung«, ▶ Kapitel 3.3 und ▶ Kapitel II).

Bei der Anwendung der Gummibandanalogie können die anwesenden Betroffenen, die durch die ersten beiden Sitzungen bereits sensibilisiert sind, eine aktive Rolle einnehmen. Je nach Gruppenkonstellation gelingt es den teilnehmenden Betroffenen nahezu selbstständig, die Gummibandanalogie zu erklären. Wenn nicht, ist es an der Gruppenleitung zu unterstützen oder, wenn nötig, diesen Part zu übernehmen.

Wichtig ist in diesem Zusammenhang die Einschränkung, dass die leistungssensible und wertschätzende Haltung gegenüber den Betroffenen so lange richtig ist, wie diese ehrlich versuchen, abstinent zu sein oder zur Abstinenz zurückzufinden.

Merke:
Dieser Abschnitt der dritten Gruppensitzung ist von zentraler Bedeutung. Die Gummibandanalogie zu verstehen bedeutet für die nahestehenden Personen auch, dass sie mit ihren bisherigen, eventuell inadäquaten »Gleichheitserwartungen« konfrontiert werden. Hier geht es nicht darum, bisherige Fehler von Betroffenen oder ihren nahstehenden Personen aufzudecken, sondern ganz im Gegenteil darum, viel Verständnis für die bisherige Erwartungskonstellation zum Ausdruck zu

bringen. Dieses Verständnis ist die beste Basis für eine Haltungsänderung und die Bereitschaft aller Beteiligten, ihre Erwartungen aneinander anzupassen. Mit adäquaten Erwartungen entstehen weniger unnötige Frustrationen. Gegenseitiges Lob und Anerkennung werden möglich.

Zur Vertiefung der Inhalte wird das Infoblatt 5 »Leistungssensibler Umgang mit der Abhängigkeitserkrankung« (► Kapitel VI-K) an die Teilnehmenden verteilt.

IV-C Wünsche und Befürchtungen

Wir bitten nun die Betroffenen, sich zu überlegen, warum sie gerade diejenigen Personen eingeladen haben, die anwesend sind. Und die nahestehenden Personen bitten wir darum, sich zu überlegen, warum sie diese Einladung angenommen haben. Kurze Bedenkzeit.

Alle Anwesenden erhalten das Arbeitsblatt 6 »Wünsche und Befürchtungen« (► Kapitel VI-I). Darauf halten die Teilnehmenden in Einzelarbeit fest, was sie sich vom Betroffenen bzw. von den nahestehenden Personen wünschen und was sie befürchten. Hier soll auch überlegt werden, ob etwas in der Vergangenheit passiert ist, was man noch ansprechen und klären bzw. wofür man um Verzeihung bitten möchte. So soll der Grundstein für einen Neuanfang gelegt werden.

Falls noch nicht der Fall, setzen sich die Teilnehmenden als Nächstes so, dass die Betroffenen im Innenkreis und die nahestehenden Personen im Außenkreis sitzen. Die Betroffenen werden gebeten, ihre Befürchtungen und Wünsche zu äußern. Die Nennungen werden auf einem Flipchart aufgeschrieben. Anschließend werden die Gruppen getauscht, und die nahestehenden Personen sitzen im Innenkreis. Auch sie werden gebeten, ihre Wünsche und Befürchtungen zu äußern. Ihre Antworten werden ebenfalls auf einem Flipchart aufgelistet.

Beispiele für Wünsche nahestehender Personen:
- Sag mir rechtzeitig, wenn du Hilfe brauchst.
- Sag mir was du *nicht* von mir willst.
- Gib mir ein Signal, wenn ich dich in Ruhe lassen soll.
- Sag genau, welche Hilfe du dir wünschst.
- Frag mich nicht mehr nach Geld.
- Halte dich bitte an unsere Abmachungen.
- Sei ehrlich, ich halte das aus.
- Frag mich auch mal, wie es *mir* geht.
- Ich wünsche mir, dass du auch meine Leistungen würdigst.

Beispiele für Wünsche Betroffener:
- Kontrolliere mich nicht, vertraue mir.
- Sei für mich da, wenn ich Hilfe brauche.
- Geh mit mir zur Suchtberatung, wenn ich einen Rückfall habe.
- Verzeih mir.
- Es ist *meine* Verantwortung, ob ich konsumiere oder nicht.
- Halt dich an unsere Abmachungen.
- Erinnere mich an die neue Haltung, wenn es mir schlecht geht.
- Frag nach, wie es mir geht.
- Ich wünsche mir, dass du meine Leistung würdigst.
- Mute mir auch mal etwas zu.

Beispiele für Befürchtungen nahestehender Personen:
- Sobald du wieder konsumierst, hast du alles vergessen.
- Ich habe Angst vor einem Rückfall.
- Du lügst mich an, wenn du konsumierst.
- Ich weiß nicht, wie ich mich bei einem Rückfall verhalten soll.
- Wenn ich jetzt auch noch stolz auf dich sein soll, habe ich Angst, dass du noch mehr Forderungen an mich stellst.
- Es dreht sich immer noch alles nur um dich.
- Du glaubst mir nicht, wenn ich stolz auf dich bin.

Beispiele für Befürchtungen Betroffener:
- Sobald ich wieder konsumiere, hast du alles vergessen.
- Ich habe Angst vor einem Rückfall und davor, dass wir dann wieder streiten.
- Ich schaffe es nicht, ehrlich zu sein, wenn ich Konsumverlangen habe.
- Du verlässt mich, wenn ich eine Krise habe.
- Ich habe Angst davor, dass du mich kontrollierst und mir nicht vertraust.
- Ich habe Angst vor zu hohen Erwartungen von dir.
- Wenn ich mal einen Fehler mache, bin ich doch wieder nur »der Süchtige« für dich.

Im Plenum werden die zentralen Wünsche und Befürchtungen nochmals zusammengefasst. Anmerkungen oder Fragen der Teilnehmenden können noch vertieft werden.

Merke:

Für die Gruppenleitung empfiehlt es sich, alle Rückmeldungen zu Wünschen und Befürchtungen mit Verständnis und unbedingter Wertschätzung entgegenzunehmen. Es geht nicht darum, die Aussagen in Zweifel zu ziehen, sondern vielmehr darum, etwaige Diskrepanzen zwischen den Erwartungen und der leistungssensiblen Haltung mit Feingefühl offenzulegen. Bei vorwurfsvollen oder sehr einseitigen Meldungen kann es hilfreich sein, den jeweiligen Input mittels Reframing oder ei-

nem Zusatz, der eine andere Perspektive ermöglicht, entgegenzunehmen.
Beispiel: Ein Angehöriger äußert sich wie folgt: »Ich wünsche mir, dass es ab jetzt nie mehr zu einem Rückfall kommt.«
Die Gruppenleitung könnte die Meldung entgegennehmen, indem sie wiederholt: »Sie wissen nun darum, wie schwer es ist und welch große Leistung es darstellt, nie mehr rückfällig zu werden, und Sie haben die Erfahrung gemacht, welche nachhaltigen Schwierigkeiten durch einen Rückfall entstehen können. Daher wünschen Sie sich, dass kein Rückfall mehr passieren soll. Das ist gut nachvollziehbar. Selbst wenn es den Betroffenen wahrscheinlich stark unter Druck setzt. Haben Sie es so gemeint?«

IV-D Leistungssensibler Umgang mit Krisen

In einem weiteren Schritt geht es nun darum, dass sich die Betroffenen und ihre nahestehenden Personen in Kleingruppen zum Umgang mit Krisen (Konsumverlangen und Konsumereignisse) austauschen. Dafür erhält jede Kleingruppe Arbeitsblatt 7 »Wie reagieren wir bei einer Krise?« (► Kapitel VI-L). Dazu sollen möglichst konkrete Abmachungen getroffen werden. Die Gruppenleitung unterstützt die Kleingruppenarbeiten. Am Ende kommen alle Kleingruppen im Plenum zusammen und berichten über ihre jeweiligen Ergebnisse. Die Gruppenleitung würdigt diese und ergänzt bei Bedarf inhaltlich. So können die Kleingruppen von den Ideen der anderen profitieren. Die Gruppenleitung erwähnt hier nochmals das Angebot, bei Bedarf zur Vertiefung Helfergespräche oder Systemgespräche zu vereinbaren.

IV-E Verabschiedung

Die Gruppenleitung weist auf die Möglichkeit hin, auf Wunsch weiterführende Gespräche mit Betroffenen und den ihnen nahestehenden Personen zu führen und dabei beispielsweise schriftlich ein Krisenprozedere zu verfassen, welches sowohl Betroffenen wie auch den nahestehenden Personen helfen kann, sich in einer belastenden Situation (bei starkem Konsumverlangen bzw. Rückfall) zu orientieren. Die Teilnehmenden werden für ihre Mitarbeit und ihren Mut zur Auseinandersetzung mit dieser Erkrankung wertgeschätzt. In einer abschließenden Runde werden die Gruppenmitglieder gebeten, den anderen mitzuteilen, was sie persönlich aus der Gruppensitzung mitnehmen. An dieser Stelle werden sie auf Infoblatt 6 (»Merksätze zum leistungssensiblen Umgang mit der Abhängigkeitserkrankung«; ► Kapitel VI-M) verwiesen, welches sie im Anschluss mitnehmen können. Danach folgt die Verabschiedung, fakultativ mit folgender Analogie: »Stellen Sie sich ein Flugzeug vor, das am Boden steht. Da es keine Leistung erbringt, steht es für den ›Konsumzustand‹ eines Menschen mit einer Abhängigkeitserkrankung. Damit das Flugzeug diesen Zustand verlassen kann, muss es betankt und so stark beschleunigt werden, dass es im Steilflug die anvisierte Flughöhe zu erreichen vermag. Diese Phase entspricht dem Zustand von Menschen mit einer Abhängigkeitserkrankung während des Entzugs. Es muss also sehr viel Energie aufgewendet werden, um den ›Konsumzustand‹ zu beenden. Erreicht das Flugzeug die anvisierte Flughöhe, so entspricht das dem »Abstinenzzustand« von Menschen mit einer Abhängigkeitserkrankung, beispielsweise in einer Entwöhnungsbehandlung. Das Flugzeug muss hier dauerhaft über Energie in Form von Kerosin verfügen, um nicht an Flughöhe zu verlieren. Sollte das Kerosin ausgehen, würde das Flugzeug den Ursprungszustand wieder einnehmen, eventuell sogar abstürzen, was dem »Rückfall« bei Menschen mit einer Abhängigkeitserkrankung entspricht. Das Kerosin im Flugzeug entspricht der Abstinenzmotivation der Betroffenen. Um den Absturz zu verhindern, muss das Flugzeug in der Luft tanken. In der Luft allein tanken? – Geht nicht!«

V Tägliche Kurzinterventionen

Das vorliegende Programm ist für den *stationären Rahmen* konzipiert. Dieses Setting hat den großen Vorteil, dass die Patient_innen täglich erreichbar sind. Dies empfehlen wir zu nutzen, da lerntheoretisch erwiesen ist, dass das regelmäßige Wiederholen dabei hilft, neue Inhalte zu verinnerlichen. Wir schlagen vor, dass sich die Teilnehmenden täglich zu einer Morgenrunde treffen, die ungefähr 2–5 Minuten dauert. Hier werden die neuen Inhalte erinnert oder wichtige Aussagen repetiert. Zudem wird in diesem Rahmen die Chance genutzt, die Teilnehmenden bezüglich des aktuellen Stands der Einladungen nahestehender Personen für die dritte Gruppensitzung zu befragen und zu motivieren.

Im *ambulanten Setting* können die Teilnehmenden alternativ täglich mittels SMS an die Inhalte der Sitzungen erinnert werden.

Mögliche Sätze und Inhalte

- »Lassen Sie uns gemeinsam nochmal in wenigen Minuten die wichtigsten Aussagen der letzten Sitzung erinnern …«
- *Kurzimagination:* Inneres Bild einer abstinenten Zukunft in 5 Jahren imaginieren, von diesem Zeitpunkt Rückschau halten bis zurück auf den jetzigen Moment der Morgenrunde und mit der Emotion Stolz koppeln. Auch überwundene Krisen sowie die Präsenz unterstützender Personen können Teil der nächsten 5 Jahre sein.«
- »Seien Sie stolz auf sich, dass Sie diesen Weg eingeschlagen haben! Sie haben eine mutige Entscheidung getroffen! Es gibt keinen Grund, sich zu verstecken! Alle dürfen wissen, welche Leistung Sie erbringen müssen! Abstinenz ist eine täglich zu erbringende Leistung!
- »Sie haben einen langen und anstrengenden Weg hinter sich. Mit der Entscheidung für den Entzug/die Entwöhnung und gegen das Suchtmittel beweisen Sie Mut. Das verdient Respekt, Unterstützung und Anerkennung!«
- »Wenden Sie sich Ihrem süchtigen Teil liebevoll und mit klaren Grenzen zu, so wie sich die Eltern einem trotzigen, wütenden Kind zuwenden. Der süchtige Teil ist ein Teil von Ihnen und braucht Zuwendung, um sich in Richtung Gesundheit weiterentwickeln zu können.«
- »Seien Sie ehrlich zu sich! Das ist die Voraussetzung, um auch zu anderen Menschen ehrlich sein zu können. Denken Sie daran: Es gibt keinen Grund, sich zu verstecken! Sie erbringen eine große Leistung. Darauf dürfen Sie zu Recht stolz sein!«
- »Bringen Sie den Mut auf, zu sich zu stehen und sich nicht zu verleugnen! Ehrlichkeit führt zu Wachstum und höherer Lebensqualität. Transparenz ist für die Abstinenz unerlässlich!«
- »Wählen Sie sich die Personen sorgfältig aus, zu denen Sie ehrlich sind. Je mehr Personen aus Ihrem Umfeld von Ihrer Situation erfahren, desto weniger müssen Sie sich mit Ihrer Erkrankung verleugnen.«
- »Sie leisten Erstaunliches! Verstecken Sie sich nicht. Gehen Sie erhobenen Hauptes durch Ihre Welt!«
- »Sowohl Betroffene selbst wie auch betroffene Angehörige erbringen große Leistungen im Umgang mit der Abhängigkeitserkrankung. Sie können mit Recht stolz auf diese Leistungen sein.«
- »Ehrlichkeit ist im gemeinsamen Umgang mit Ihrer Erkrankung eine Schlüsselkompetenz und eine sowohl von den Betroffenen wie auch den nahestehenden Personen zu erbringende Leistung.«
- *Aufstellung im Raum:* Eine Wand steht für »Ich schäme mich – niemand soll wissen, dass ich eine Abhängigkeitserkrankung habe.«, die gegenüberliegende Wand für »Ich bin stolz auf mich und meinen Umgang mit meiner Abhängigkeitserkrankung. Ich stehe zu mir.« Die Teilnehmenden werden aufgefordert, sich zwischen den beiden Positionen im Raum aufzustellen, genau dort, wo sie sich im Moment sehen. Anschließend können sie einen Schritt in Richtung der Wand »Ich stehe zu mir« machen, kurz innehalten und überlegen, was es für diesen Schritt bräuchte.
- *Körperübung:* Die Teilnehmenden werden zunächst aufgefordert, eine (gebeugte) Körperhaltung einzunehmen, die Schamgefühle ausdrückt. Nun verkehren sie die Körperhaltung ins Gegenteil (z. B. arrogante hochnäsige Haltung). Dann werden die Teilnehmenden aufgefordert, eine Position zu finden, die ihrem jeweiligen Empfinden entspricht (z. B. Haltung zwischen beiden Extremen).
- »Jedes Konsumereignis, jeder Rückfall ist eine Gefahr für Ihre Abstinenz. Oft zeigen sich Menschen mit einer Abhängigkeitserkrankung von einer Situation überrascht, in der Suchtdruck auftritt, und konsumieren dann, da Sie nicht vorbereitet sind. Leistungssensibilität bedeutet auch, aufmerksam dafür zu sein, *dass* Ihnen Leistungen abverlangt werden. So z. B. dann, wenn Sie Konsumverlangen spüren. Zum Suchtausstiegsprozess gehören Situationen, in denen Sie starkes Konsumverlangen spüren. Lassen Sie sich nicht davon überraschen, sondern stellen Sie sich darauf ein, dass diese Situationen auf Ihrem Weg dazugehören. Seien Sie innerlich vorbereitet, und freuen Sie sich, dass die Situation Ihnen die Gelegenheit gibt, sich gegenüber den süchtigen Impulsen durchzusetzen. Sie können das Konsumverlangen aushalten und meistern. Mit dieser Leistungsbereitschaft werden Sie

auf aufkommendes Konsumverlangen gut vorbereitet sein und mit höherer Wahrscheinlichkeit nüchtern damit umgehen können. Ein weiterer Grund, stolz auf sich zu sein.«

- *Analogie:* »Stellen Sie sich vor, Sie würden durch eine Stadt mit einer extrem hohen Kriminalitätsrate laufen. Würde es Sie hier überraschen, wenn Sie überfallen werden? Oder hätten Sie vorsorglich Maßnahmen getroffen? Vielleicht ein Pfefferspray zur Hand? Oder teure Wertsachen vorher sicher deponiert? Oder hätten Sie Wert auf sichere und starke Begleitung gelegt, damit erst gar kein Überfall passiert? Genauso ist es, wenn Sie Risikosituationen erleben. Lassen Sie sich nicht überraschen, wenn Sie Konsumverlangen spüren. Sie haben sich Strategien angeeignet, mit denen Sie nun gut gerüstet sind. Greifen Sie auf sichere Personen zurück, und wenden Sie Ihre alternativen Strategien an. So wird das Konsumverlangen Sie nicht überfallen können, weil Sie gut präpariert sind. Sie sind bereit zu leisten. Respekt!«

VI Arbeits- und Informationsblätter (Kopiervorlagen)

VI-A Arbeitsblatt 1: Eine hilfreiche Haltung

Stellen Sie sich einen Lebensbereich vor, in welchem Sie eine Leistung erbringen, sei es Arbeit, Familie, Partnerschaft, Sport etc. Überlegen Sie sich, welche Konsequenzen eine hilfreiche Haltung in diesem Lebensbereich haben kann. Und umgekehrt: Wozu könnte eine ungünstige Haltung führen?

Lebensbereich: ______________________________

Eine hilfreiche Haltung führt zu …	Eine ungünstige Haltung führt zu …
• ______________________	• ______________________
• ______________________	• ______________________
• ______________________	• ______________________
• ______________________	• ______________________
• ______________________	• ______________________
• ______________________	• ______________________
• ______________________	• ______________________
• ______________________	• ______________________
• ______________________	• ______________________
• ______________________	• ______________________
• ______________________	• ______________________
• ______________________	• ______________________
• ______________________	• ______________________
• ______________________	• ______________________
• ______________________	• ______________________
• ______________________	• ______________________
• ______________________	• ______________________

VI-B Arbeitsblatt 2: Innere Kommunikation

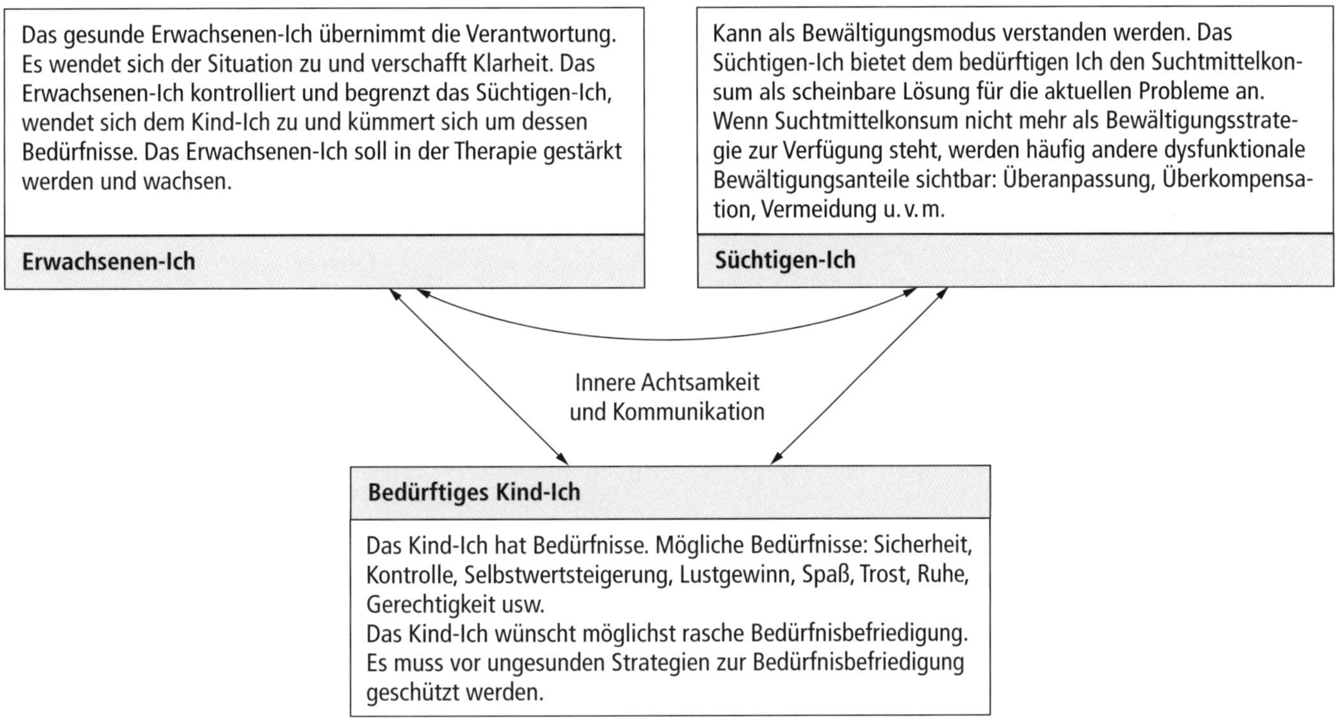

Abbildung 18: Erklärungsmodell der Leistungssensiblen Therapie

VI-C Infoblatt 1: Haltung

Merke:

Seien Sie stolz auf sich, dass Sie diesen Weg eingeschlagen haben! Sie haben eine mutige Entscheidung getroffen! Sie haben keinen Grund, sich zu verstecken! Alle dürfen wissen, welche Leistung Sie erbringen müssen! Abstinenz ist eine täglich zu erbringende Leistung!

Die Abhängigkeitserkrankung ist gesellschaftlich tabuisiert und gilt häufig als Zeichen für Willensschwäche statt als **ernsthafte und oft tödlich verlaufende Erkrankung.** Sie haben sich in den letzten Jahren in Ihrem Lebensalltag und im Umgang mit der Abhängigkeitserkrankung sehr angestrengt. Jetzt haben Sie die richtige Entscheidung getroffen, und darauf können Sie **stolz** sein!

Eine **hilfreiche Haltung** gegenüber Ihrer Abhängigkeitserkrankung kann zu einer konstruktiven Herangehensweise an Ihre Situation führen. Eine ungünstige Haltung kann Sie blockieren und problematisch sein.

In vielen anderen Lebensbereichen, z. B. beim Sport, führen große Leistungen zu Anerkennung, Respekt, Unterstützung. Sie haben einen langen und anstrengenden Weg hinter sich. Mit der Entscheidung für den Entzug und gegen das Suchtmittel beweisen Sie **Mut.** Das verdient **Respekt, Unterstützung und Anerkennung!**

Wenden Sie sich Ihrem süchtigen Teil liebevoll und mit klaren Grenzen zu, so wie sich Eltern einem trotzigen, wütenden Kind zuwenden. Der süchtige Teil ist ein Teil von Ihnen und braucht Zuwendung, um sich in Richtung Gesundheit weiterentwickeln zu können.

VI-D Infoblatt 2: Schreiben zur Einladung nahestehender Personen

Sehr geehrte Angehörige, sehr geehrte nahestehende Personen,

die Tatsache, dass Sie dieses Schreiben erhalten, bedeutet, dass Sie eine Vertrauensperson für unseren Patienten/unsere Patientin sind. Für Menschen mit einer Abhängigkeitserkrankung ist der offene und ehrliche Einbezug von nahestehenden Personen eine große Herausforderung. Häufig schämen sich Betroffene für ihre Erkrankung, oder sie fühlen sich schuldig. Diese Gefühle erschweren einen konstruktiven Umgang mit der eigenen Abhängigkeitserkrankung und führen zu Irritationen in der Kommunikation mit den wichtigsten nahestehenden Personen. Auch nahestehende Personen leiden unter unangenehmen Gefühlen wie Ohnmacht, Scham, Hilflosigkeit, Wut oder großer Angst. Oft führt diese Konstellation zur Aufrechterhaltung der Probleme und nicht etwa zur Lösung. Wir arbeiten in unserer Klinik daran, diese schambesetzte Haltung durch eine konstruktive Haltung zu ersetzen, und sind davon überzeugt, dass Ihre Mitwirkung einen großen Beitrag dazu leisten kann. Von einer Abhängigkeitserkrankung betroffene Menschen und ihnen nahestehenden Personen sind Leistungserbringer im Umgang mit einer bedrohlichen Erkrankung. Dieser Umstand bietet einen Zugang zu mehr gegenseitigem Verständnis und mehr gegenseitigem Respekt.

Wir möchten Sie aus diesem Grund herzlich zur dritten Gruppensitzung unseres Angebots »Leistungssensible Suchttherapie« einladen. Jede Unterstützung von außen ist herzlich willkommen!

Das Team der ______________________________

VI-E Arbeitsblatt 3: Pro-und-Kontra-Viereck

Anhand eines Pro-und-Kontra-Vierecks werden die Vor- und Nachteile von Ehrlichkeit/Transparenz erörtert und diskutiert. Dazu wird folgendes Schema auf einen Flipchart aufgezeichnet:

	Nachteile	Vorteile
Nahestehende Personen einbeziehen	• ______	• ______
	• ______	• ______
	• ______	• ______
	• ______	• ______
	• ______	• ______
	• ______	• ______
	• ______	• ______
	• ______	• ______
	• ______	• ______
	• ______	• ______
	• ______	• ______
	• ______	• ______
Nahestehende Personen **nicht** einbeziehen	• ______	• ______
	• ______	• ______
	• ______	• ______
	• ______	• ______
	• ______	• ______
	• ______	• ______
	• ______	• ______
	• ______	• ______
	• ______	• ______
	• ______	• ______
	• ______	• ______
	• ______	• ______

VI-F Arbeitsblatt 4: Ehrlichkeit

In dieser Situation / zu diesem Thema fällt es mir momentan schwer, ehrlich zu sein:

- ______________________________
- ______________________________
- ______________________________

Wenn ich unehrlich bin, fühle ich mich …:

- ______________________________
- ______________________________
- ______________________________

Wenn ich ehrlich bin, fühle ich mich …:

- ______________________________
- ______________________________
- ______________________________

VI-G Arbeitsblatt 5: Ich nehme mir vor …

Je mehr Personen in meinem Umfeld von meiner Situation erfahren, desto seltener muss ich mich verleugnen oder unehrlich sein. Aber ich möchte auch nicht jedem von meiner Abhängigkeitserkrankung erzählen. Die folgenden Personen will ich **informieren**:

- ____________________
- ____________________
- ____________________
- ____________________

Ich möchte zuerst probieren, ob es mir guttut, wenn ich eine Person über meine Abhängigkeitserkrankung informiere. Wenn ja, werde ich der Reihe nach alle informieren.

Ich bin auch ehrlich gegenüber denjenigen Personen, die jetzt schon über meine Situation informiert sind.

Folgende Personen **lade** ich zur dritten Sitzung **ein**:

- ____________________
- ____________________
- ____________________
- ____________________

VI-H Infoblatt 3: Ehrlichkeit

Merke:
Seien Sie ehrlich zu sich! Das ist die Voraussetzung, um auch zu anderen Menschen ehrlich sein zu können. Denken Sie daran: Es gibt keinen Grund, sich zu verstecken! Sie erbringen eine große Leistung. Darauf dürfen Sie zu Recht stolz sein!

Bringen Sie den Mut auf, zu sich zu stehen und sich nicht zu verleugnen! Ehrlichkeit führt zu Wachstum und höherer Lebensqualität. Transparenz ist für die Abstinenz unerlässlich!

Wählen Sie die Personen sorgfältig aus, denen gegenüber Sie transparent sind. Je mehr Personen aus Ihrem Umfeld von Ihrer Situation erfahren, desto weniger müssen Sie sich mit Ihrer Erkrankung verleugnen. Sie leisten Erstaunliches! Verstecken Sie sich nicht. Gehen Sie erhobenen Hauptes durch die Welt!

VI-I Arbeitsblatt 6: Wünsche und Befürchtungen

Das wünsche ich mir von ______________________

- ______________________
- ______________________
- ______________________
- ______________________
- ______________________
- ______________________
- ______________________

Das befürchte ich:

- ______________________
- ______________________
- ______________________
- ______________________
- ______________________
- ______________________
- ______________________

VI-J Infoblatt 4: Auszug aus »Der kleine Prinz« (Erzählung von Antoine de Saint-Exupéry)

Den nächsten Planeten bewohnte ein Säufer. Dieser Besuch war sehr kurz, aber er tauchte den kleinen Prinzen in eine tiefe Schwermut. »Was machst du da?«, fragte er den Säufer, den er stumm vor einer Reihe leerer und einer Reihe voller Flaschen sitzend antraf.

»Ich trinke«, antwortete der Säufer mit düsterer Miene.

»Warum trinkst du?«, fragte ihn der kleine Prinz.

»Um zu vergessen«, antwortete der Säufer.

»Um was zu vergessen?«, erkundigte sich der kleine Prinz, der ihn schon bedauerte.

»Um zu vergessen, dass ich mich schäme«, gestand der Säufer und senkte den Kopf.

»Weshalb schämst du dich?«, fragte der kleine Prinz, der den Wunsch hatte, ihm zu helfen.

»Weil ich saufe!«, endete der Säufer und verschloss sich endgültig in sein Schweigen.

Und der kleine Prinz verschwand bestürzt.

Die großen Leute sind entschieden sehr, sehr wunderlich, sagte er zu sich auf seiner Reise.

(Aus »Der Kleine Prinz«, © 1950 und 2015 Karl Rauch Verlag, Düsseldorf.)

VI-K Infoblatt 5: Leistungssensibler Umgang mit der Abhängigkeitserkrankung

Abstinenz ist keine Selbstverständlichkeit, sondern eine täglich zu erbringende Leistung. Diese große Leistung führt bei Menschen mit einer Abhängigkeitserkrankung viel zu selten zu dem Gefühl von Stolz. Meistens verstecken sich abstinente Menschen mit einer Abhängigkeitserkrankung mit ihren Leistungen vor ihrem Umfeld in dem Gefühl, Abstinenz sei selbstverständlich und Leistungen dafür erbringen zu müssen sei ein Grund, sich zu schämen beziehungsweise schuldig zu fühlen. Die Bewältigung dieser unangenehmen Gefühle führt dazu, dass die notwendige Leistung zur Aufrechterhaltung oder Wiederherstellung der Abstinenz noch größer wird. Auf diese Weise entsteht ein sehr schwer zu bewältigender Teufelskreis, der durch eine ungünstige Haltung gegenüber der eigenen Krankheit ausgelöst wird (z. B. »Abstinenz ist selbstverständlich! Ich schäme mich wenn ich es nicht hinkriege, es fällt mir schwer, um Hilfe zu bitten.«).

Eine angemessene Haltung gegenüber der zu erbringenden Leistung bei der Bewältigung der Abhängigkeitserkrankung könnte hingegen so lauten: »Ich bin stolz auf mich, dass ich diesen Weg eingeschlagen habe. Ich habe keinen Grund, mich deswegen zu verstecken. Wie ein Marathonläufer benötige auch ich jetzt den Rückhalt der Menschen in meinem Umfeld. Alle dürfen wissen, welche Leistung ich erbringen muss.«

Diese Haltung erleichtert den Zugang zu Unterstützung von außen, ermöglicht positive Gefühle gegenüber der Suchtbewältigung und kann so dazu beitragen, die zu erbringende Leistung dauerhaft und mittelfristig leichter zu bewerkstelligen, z. B. durch Erfolgserlebnisse, mehr Selbstvertrauen, Selbstwirksamkeit und eine positive Einstellung gegenüber dem abstinenten Lebensentwurf.

Wenn innere Mechanismen (kognitive Abwehrstrategien wie selbstberuhigende oder ablenkende Gedanken) versagen, ist der Rückgriff auf äußere Strukturen von großer Wichtigkeit, um Sicherheit in Bezug auf Abstinenzerhalt zu gewährleisten. Äußere Strukturen, die diese Sicherheit schaffen, können Situationen, Orte und Personen sein.

Der Rückgriff auf sichere Personen kann nur mit deren Einverständnis geschehen oder wird zumeist nur unter dieser Bedingung zum erwünschten Effekt – sich sicher zu fühlen – führen.

Daher ist der rechtzeitige Einbezug nahestehender Personen in das Vorhaben der Suchtbewältigung ein entscheidender Faktor. Dieser gelingt leichter, wenn sowohl der Betroffene als auch die nahestehenden Personen eine konstruktive, leistungssensible Haltung gegenüber der Abhängigkeitserkrankung einnehmen.

VI-L Arbeitsblatt 7: Wie reagieren wir bei einer Krise?

Folgende Abmachungen haben wir getroffen:

Wie reagieren wir bei starkem Konsumverlangen?

- ____
- ____
- ____

Wie reagieren wir bei einem Rückfall?

- ____
- ____
- ____

VI-M Infoblatt 6: Merksätze zum leistungssensiblen Umgang mit der Abhängigkeitserkrankung

Merke:

- Sowohl Betroffene selbst wie auch betroffene Angehörige erbringen große Leistungen im Umgang mit der Abhängigkeitserkrankung. Sie können mit Recht stolz auf diese Leistungen sein.
- Transparenz ist im gemeinsamen Umgang mit dieser Erkrankung eine Schlüsselkompetenz und ebenfalls eine zu erbringende Leistung – sowohl von den Betroffenen wie auch von den nahestehenden Personen.
- Die dauerhaft zu erbringenden Leistungen erfordern eine Atmosphäre, in der die Betroffenen wie auch die nahestehenden Personen sich gegenseitig mit ihren Leistungen anerkennen und wertschätzen. Unehrlichkeit, Vorwürfe und gegenseitige Abwertungen führen hingegen zu einer Energie raubenden Abwärtsspirale, die eine dauerhafte Leistungserbringung erschwert und die somit zu vermeiden ist.

Sachverzeichnis

T

U

V

W

Z

Hilfe bei Suchtkrankheiten

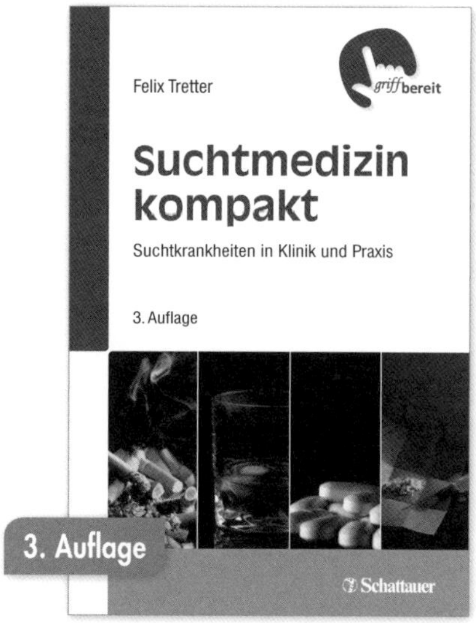

Reihe *griff*bereit
3. Aufl. 2016. 310 Seiten, broschiert
€ 48,– (D) | ISBN 978-3-608-43162-9

Felix Tretter (Hrsg.)

Suchtmedizin kompakt

Suchtkrankheiten in Klinik und Praxis

Drogenwirkungen kennen – Abhängigkeiten feststellen – optimale Behandlungen finden

Alkohol, Nicotin, Medikamente, illegale Drogen: Weshalb werden manche Menschen süchtig danach, andere nicht? Wie entstehen Suchtkrankheiten, wie sind sie nachweisbar? Wie werden sie optimal therapiert? Wie erkennt und behandelt man Entzugssymptome? Wie gestaltet man Ersatzstofftherapien? Wie soll man mit Suchtkranken und ihren Angehörigen umgehen? Wie funktioniert das Suchthilfesystem? – Die Antworten von Felix Tretter und seinem Autorenteam auf diese und andere Fragen sind

- **kompetent:** Erfahrung aus fast 30 Jahren Arbeit mit Suchtkranken
- **prägnant:** Handlungsanleitungen für spezielle Situationen in der Praxis wie z. B. Überdosierung
- **konkret:** ausführliche Medikamentenliste, Drogenlexikon und Adressenverzeichnis

Die vollständig aktualisierte Neuauflage bietet allen in Klinik und Praxis tätigen Ärzten eine profunde Basis und praxiserprobtes Wissen für den professionellen Umgang mit suchtkranken Patienten.

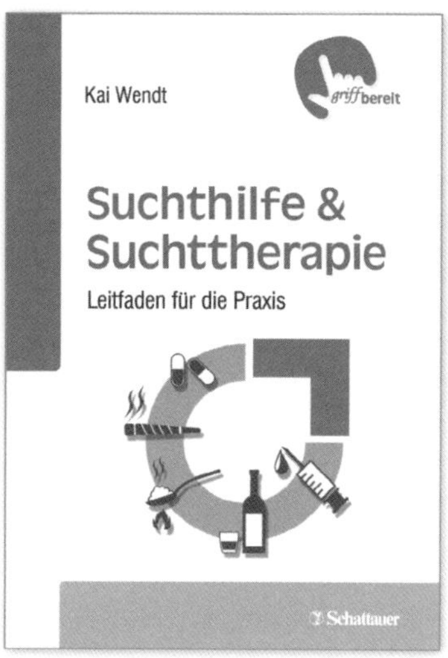

Reihe *griff*bereit
2017. 358 Seiten, broschiert
€ 35,– (D) | ISBN : 978-3-608-43262-6

Kai Wendt

Suchthilfe und Suchttherapie

Leitfaden für die Praxis

Wertvoller Guide in der Suchthilfe

Welche Maßnahmen sind bei Akutsituationen sinnvoll? Was ist im Umgang mit Suchtpatienten zu beachten bzw. zu vermeiden? Das Buch gibt klare Antworten und konkrete Hilfestellungen. Der erfahrene Suchtmediziner fasst alle relevanten Themenkomplexe zur Suchthilfe und Suchttherapie kompakt und anwendungsbezogen zusammen. Schwerpunkte des Leitfadens sind:

- Grundlagen und Auslöser der Suchtentstehung
- Alkohol-, Drogen- und Medikamentenabhängigkeit
- wesentliche somatische und psychiatrische Krankheitsbilder
- Nachweis von Drogen und Medikamenten im Urin
- medikamentöse Behandlung, Substitutionstherapie

Ein praxisorientierter Guide für Assistenzärzte, Psychologen, Psychotherapeuten, Pflegekräfte, Sozialpädagogen, Ergotherapeuten – für alle, die Patienten mit stoffgebundenen Süchten wirkungsvoll auf dem Weg in die Unabhängigkeit unterstützen wollen.

Schattauer

Wissen & Leben Herausgegeben von Wulf Bertram

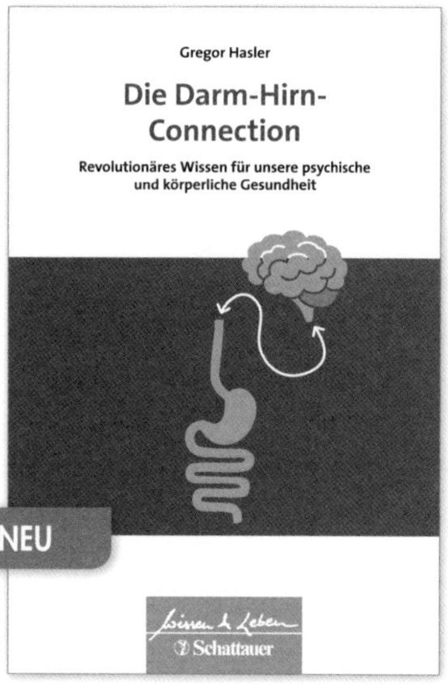

NEU

Reihe Wissen & Leben
4. Druckaufl. 2019. 301 Seiten, Klappenbroschur
€ 20,– (D) | ISBN 978-3-608-40002-1

Gregor Hasler

Die Darm-Hirn-Connection

Revolutionäres Wissen für unsere psychische und körperliche Gesundheit

- **Spannende neue Erkenntnisse** über das Mikrobiom
- **Glücksfaktor:** Was tut Darm und Psyche gut?
- **Expertise:** Praxiserfahrener und wissenschaftlich renommierter Autor

Der Darm ist als Gesprächsthema salonfähig geworden: Laktoseintoleranz, Gluten- Unverträglichkeit und Blähungen treiben uns um. Das Thema birgt aber noch viel mehr Potenzial und geht über das körperliche Befinden hinaus: Das Mikrobiom im Darm könnte gar auch ein Schlüssel zu unserem Glück sein!

Gregor Hasler, Professor für Molekulare Psychiatrie, wandelt schon lange auf den Spuren der Därme beziehungsweise der Ernährung seiner psychisch erkrankten Patienten. Seine Studien geben ebenso wie eine Reihe weiterer Untersuchungen Hinweise darauf, dass psychische Probleme auch mit der Zusammensetzung des Darmmikrobioms einhergehen. Ein Ungleichgewicht im Darm-Hirn-Link kann zu Krankheiten beitragen, die häufig das Wohlbefinden senken und die Lebenszeit verkürzen: Übergewicht, Diabetes, Herzkrankheiten, Essstörungen, Depression, Autismus, posttraumatische Belastungsstörung, Schizophrenie und Demenz.

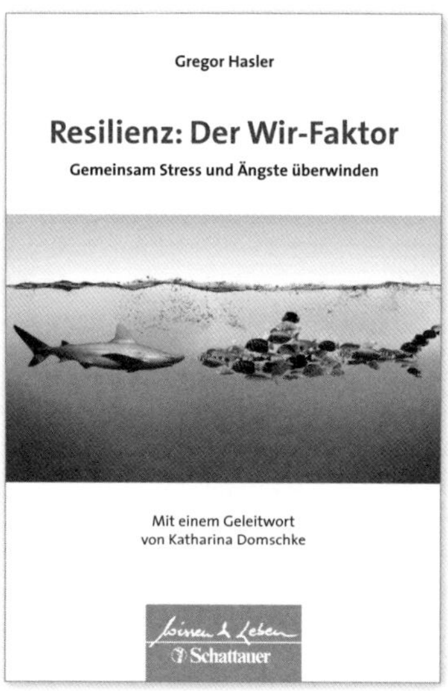

Reihe Wissen & Leben
Mit einem Geleitwort von Katharina Domschke
1. Nachdruck 2018 der 1. Auflage 2017
223 Seiten, broschiert
€ 20,– (D) | ISBN 978-3-608-43225-1

Gregor Hasler

Resilienz: Der Wir-Faktor

Gemeinsam Stress und Ängste überwinden

Wie WIR unsere Widerstandskraft wirklich stärken können

Fragen Sie sich auch, warum wir zunehmend gestresst sind, Ängste und chronische Erschöpfung sich wie eine Epidemie verbreiten? Und das, obwohl Freizeit, Karrieremöglichkeiten und finanzielle Sicherheit in den letzten Jahrzehnten deutlich zugenommen haben! Die Ursachen sind komplexer als man denkt, aber wir sind dieser Dynamik nicht hilflos ausgeliefert. Das Buch führt vor Augen, was uns in die Stress-Krise geführt hat – und zeigt den Schlüssel, der uns auch wieder hinausführen kann: den Wir-Faktor.

Der renommierte Stress-Forscher Gregor Hasler zeigt, wie wir dem Leistungsdruck standhalten und neue Perspektiven erkennen können. Aus seiner langjährigen Erfahrung als Psychotherapeut weiß er, welche Maßnahmen zur Stärkung der Widerstandskraft wirklich anwendbar und hilfreich sind und welche nicht. Dabei wird deutlich: Wenn wir den Wir-Faktor kennen und nutzen, stärken wir uns selbst und die Gesellschaft – und sind dadurch weniger angreifbar.

Schattauer

Psychotherapie bei Schattauer

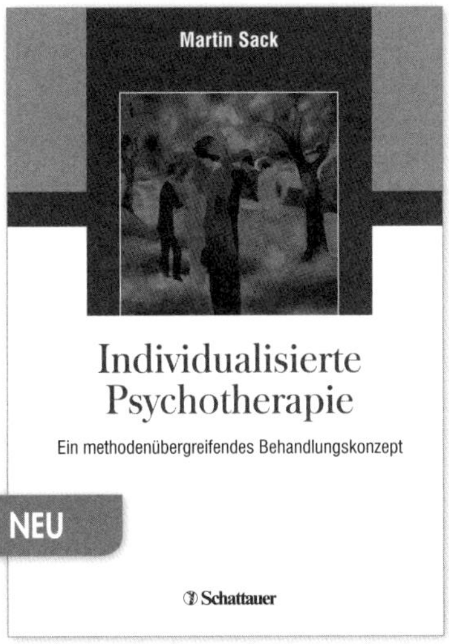

2019. 192 Seiten, gebunden
€ 30,– (D) | ISBN 978-3-608-43192-6

Martin Sack

Individualisierte Psychotherapie

Ein methodenübergreifendes Behandlungskonzept

Die Anleitung für eine maßgeschneiderte Psychotherapie

Integrativ für Therapieschulen- und methodenübergreifend und individuell auf den einzelnen Patienten zugeschnittene Therapieplanung und -durchführung

Individualisierte Psychotherapie ist ein therapieschulen- und methodenübergreifendes Konzept, das sich grundsätzlich auf die spezifischen Bedürfnisse des Patienten ausrichtet. Martin Sack erklärt in diesem Buch anschaulich, wie eine solche Behandlung Schritt für Schritt geplant und praktisch umgesetzt werden kann: Welche Rahmenbedingungen sind im Setting zu beachten? Wie funktioniert eine therapiebezogene Diagnostik? Wie können individuelle Behandlungsbedürfnisse erkannt werden? Dabei spielt der therapeutische Background – ob Kognitive Verhaltenstherapie, Psychodynamische Psychotherapie oder Psychoanalyse – keine entscheidende Rolle. Nicht nur Berufseinsteiger, sondern auch erfahrene Psychotherapeuten finden in diesem Praxisbuch wertvolle Anregungen und konkrete Tipps für eine gelungene individualisierte Behandlungsplanung und -durchführung.

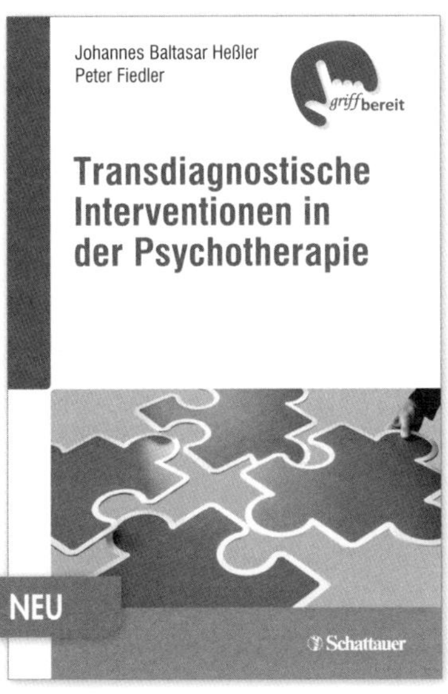

Reihe *griff*bereit
2019. 166 Seiten, broschiert
€ 20,– (D) | ISBN 978-3-608-40007-6

Johannes Baltasar Heßler, Peter Fiedler

Transdiagnostische Interventionen in der Psychotherapie

- **Zeitgemäß:** Baut Brücken zwischen den verschiedenen Schulen
- **Übersichtlich**: Interventionen nach 9 Bereichen geordnet und Schritt für Schritt erklärt
- **Breite Zielgruppe:** Für Psychotherapeuten, Ärztinnen, Berater und Coaches

„Eine Sammlung von therapeutischen Interventionen, die mir den Zugang zu den Patienten erleichtern, am besten nach Wirkbereich sortiert und kurz beschrieben ..." – dieser Wunsch dürfte vielen Psychotherapeutinnen und Psychotherapeuten aus ihrer Ausbildung und während ihrer praktischen Tätigkeit bekannt vorkommen. Der junge Psychotherapeut Johannes B. Heßler und der renommierte „alte Hase" Peter Fiedler haben ihn nun gemeinsam in einem kurz gefassten „griffbereiten" Buch umgesetzt.

Ihr transdiagnostischer Ansatz identifiziert psychopathogene Prozesse, die über verschiedene Störungsbilder hinweg auftreten, wie etwa Emotionsvermeidung, Glaubenssätze, Angst vor Veränderung, Inaktivität, Probleme in der Kindheit, Erschöpfung u.v.m. Die Autoren erklären präzise und nachvollziehbar die Durchführung von Interventionen, die störungsübergreifend einsetzbar sind. Das ist besonders hilfreich, wenn die Diagnose noch nicht klar ist oder der Patient/die Patientin viele Probleme zugleich hat.